Vritika Singh
Nikhil Marwah

Alterações dentofaciais nos hábitos orais

Vritika Singh
Nikhil Marwah

Alterações dentofaciais nos hábitos orais

Navegar na interação entre os hábitos orais e o desenvolvimento dentofacial

ScienciaScripts

Imprint

Cover image: www.ingimage.com

This book is a translation from the original published under ISBN 978-620-7-47161-4.

Publisher:
Sciencia Scripts
is a trademark of
Dodo Books Indian Ocean Ltd. and OmniScriptum S.R.L publishing group

120 High Road, East Finchley, London, N2 9ED, United Kingdom
Str. Armeneasca 28/1, office 1, Chisinau MD-2012, Republic of Moldova, Europe
Managing Directors: Ieva Konstantinova, Victoria Ursu
info@omniscriptum.com

Printed at: see last page
ISBN: 978-620-8-37140-1

Agradecimentos

Ao apresentar esta Dissertação da Biblioteca, gostaria de aproveitar esta oportunidade para agradecer toda a orientação e ajuda que recebi de todos os quadrantes.

Em primeiro lugar, inclino a minha cabeça em sinal de gratidão a Deus Todo-Poderoso por me ter concedido tudo. Sem a sua graça divina, este projeto bem sucedido não teria sido possível.

Estou profundamente grato aos meus pais, ***Sr. Sanjay Kumar Singh*** *e* ***Sra. Vimla Singh,*** *pelo seu amor inabalável, apoio inabalável e sacrifícios sem limites. A sua orientação moral, o seu encorajamento sem fim e a sua fé em mim têm sido a força motriz das minhas realizações. Sem o seu apoio inabalável e os seus sacrifícios altruístas, não teria alcançado a posição em que me encontro atualmente. Os meus sinceros agradecimentos por tudo o que fizeram por mim.*

A minha sincera e imensa gratidão vai para o meu estimado Professor e Chefe de Departamento, meu mentor e meu guia, ***Dr. Nikhil Marwah****, pelo seu apoio incondicional, orientação preciosa e ajuda valiosa para ultrapassar as minhas falhas e correção atempada das mesmas ao longo desta Dissertação. É um excelente professor que me deu a direção certa, me ajudou, me inspirou e me encorajou a trabalhar da melhor forma possível. A sua compreensão precisa e clareza de pensamento em todos os aspectos académicos são muito inspiradoras. A minha dissertação nunca teria sido bem feita sem os seus imensos esforços.*

Gostaria de expressar a minha sincera gratidão ao meu co-orientador ***Dr. Anant Gopal Nigam,*** *pela sua valiosa orientação, grande interesse e encorajamento em várias fases do percurso académico.*

A minha profunda gratidão ao ***Dr. Narendra Padiyar V.****, Diretor do Mahatma Gandhi Dental College and Hospital, Jaipur, pelo apoio e ajuda que me prestou durante a realização deste manuscrito.*

Gostaria de agradecer ao ***Dr. Shantanu Jain,*** *à* ***Dr.ª Bharathi Padiyar,*** *à* ***Dr.ª Reema Sharma, ao Dr. Sushil Beniwal,*** *à* ***Dr.ª Nivedita Saxena, à Dr.ª Mitakshara Nirwan,*** *à* ***Dr.ª Nikita Sobti, à Dr.ª Unnat Dhanwani e ao Dr. Manojit Mahato*** *pela sua valiosa experiência, orientação e maravilhosa colaboração.*

É um grande prazer agradecer aos meus respeitados seniores, ***a Dra. Divya Gera, a Dra. Shradha Jain, a Dra. Ambika Joshi e o Dr. Priyal Jain****, pela partilha das suas experiências e pela sua ajuda e apoio ao longo do meu trabalho.*

Os meus colegas pós-graduados, ***Dr. Vipul Sharma, Dr. Shashidhar Ojha, Dr. Mrunal Bandiwar, Dr. Nikhil Ghwate Patil e Dr. Simran Vangani,*** *pelo seu apoio, pelas lutas partilhadas, pelos risos e lágrimas partilhados e por tornarem esta viagem verdadeiramente memorável.*

Aos meus colegas, ***Dr. Harsha Patni, Dr. Surbhi Surana, Dr. Riya Bafna, Dr. Muskan Rathore, Dr. Anugya Jain,*** *por toda a ajuda e apoio.*

Estendo a minha sincera gratidão às pessoas que ocupam um lugar especial na minha vida: ***Kritika, Dr. Rishi, Dr. Parijat, Dr. Chitra e Ankit.*** *O vosso amor e carinho têm sido uma fonte constante de força, e estou profundamente grato pelo vosso apoio e encorajamento inabaláveis. A vossa confiança em mim motivou-me a esforçar-me por me aperfeiçoar e crescer.*

Quero também expressar o meu sincero apreço pelos meus queridos irmãos, ***Bipin e Ayush.*** *Apesar da distância física que nos separa, o vosso amor e encorajamento ilimitados permaneceram inabaláveis. O vosso apoio contínuo tem sido uma luz orientadora, inspirando-me a ultrapassar desafios e a perseguir as minhas aspirações.*

Por último, gostaria de agradecer a todos aqueles que, direta ou indiretamente, me apoiaram e contribuíram para a realização desta dissertação.

Dr. Vritika Singh

LISTA DE CONTEÚDOS

INTRODUÇÃO

Os hábitos orais têm sido objeto de intensa discussão e estudo por parte dos profissionais de medicina dentária durante muitos anos. Trata-se de uma rotina de comportamento que se repete regularmente e que tende a ocorrer de forma inconsciente. São um dos principais factores etiológicos que conduzem a malformações nas estruturas dento-faciais, observadas sobretudo na primeira infância e nas fases de dentição mista.[1] O facto de um hábito ser útil ou prejudicial depende do grau em que interfere com a função física, emocional ou social da criança.[4]

Os hábitos podem fazer parte do desenvolvimento normal, como o reflexo de sucção observado no útero, que não é bem compreendido. No entanto, alguns estudos sugerem que o feto pode desenvolver hábitos orais como chupar o polegar ou os dedos no útero. (Figura 1.1) O desenvolvimento da sucção e da deglutição é essencial para a sobrevivência do feto e inicia-se no útero.

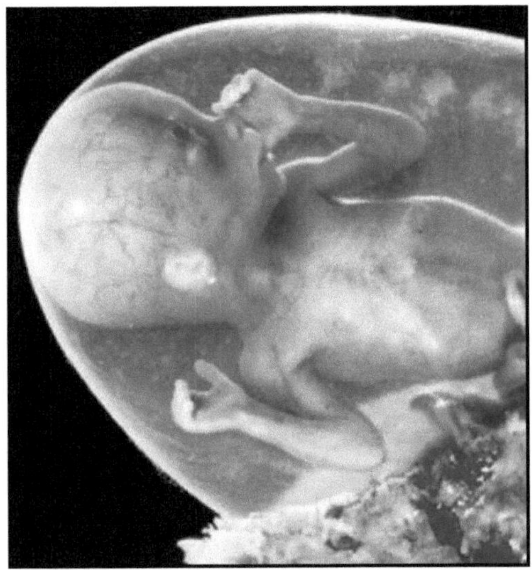

Figura 1.1: Esta fotografia demonstra a idade precoce (feto com 18 semanas) em que a sucção do polegar se pode manifestar.

A presença de hábitos orais nas crianças é muito comum a partir do 1º ano de idade, mas a sua importância clínica é máxima entre os 3 e os 6 anos de idade. Estes hábitos geralmente cessam espontaneamente entre os 3 e 4 anos de idade ou no início da faixa etária.

Se persistirem para além desta idade, têm sido apontados como um importante fator etiológico ambiental para o desenvolvimento da má oclusão.[2] Assim, a terapia com aparelhos pode ser iniciada quando a criança atinge os 6 anos de idade, uma vez que, nessa altura, a maioria das crianças começa a transição para a dentição permanente, tornando mais importante a cessação dos hábitos. A sucção dos dígitos, o roer dos lábios e das unhas, o bruxismo, a respiração bucal e o empurrar da língua podem ser considerados hábitos normais observados em crianças.

Podem ser um sintoma com uma base psicológica profundamente enraizada que pode ser o resultado de um crescimento facial anormal. Os padrões habituais de comportamento muscular deletérios estão muitas vezes associados a um crescimento ósseo pervertido ou impedido, ao mau posicionamento dos dentes, a hábitos respiratórios perturbados, a dificuldades na fala, ao desequilíbrio da musculatura facial e a problemas psicológicos.[1] Os hábitos orais nas crianças iniciam-se como um reflexo normal que pode ser agradável ou desagradável. A maior parte deles desaparece quando a criança chega à escola, mas alguns podem também ser o resultado ou a causa de um problema físico ou psicológico. Estes hábitos provocam pressões desequilibradas prejudiciais sobre as cristas alveolares imaturas e altamente maleáveis, as potenciais alterações na posição dos dentes e a oclusão, que podem tornar-se decididamente anormais se estes hábitos forem mantidos durante muito tempo.[5]

Certos hábitos servem de estímulo para o crescimento normal dos maxilares, por exemplo, a ação normal dos lábios e a mastigação. Os hábitos anormais que podem interferir com o padrão regular de crescimento facial devem ser diferenciados dos hábitos normais desejados que fazem parte da função orofaríngea normal, desempenhando assim um papel importante no crescimento craniofacial e na morfologia oclusal.

Vários hábitos orais, tais como chuchar no dedo, morder os dedos ou chuchar nos dedos, empurrar a língua, morder os lábios ou chuchar nos lábios, bruxismo e respiração bucal podem produzir efeitos destrutivos nas estruturas dentoalveolares. Um tridente de factores, como a duração do hábito por dia, o grau e a intensidade do hábito, são responsáveis por qualquer hábito produzir efeitos prejudiciais e duradouros.[3] Se estes hábitos forem praticados com mais frequência e durante mais tempo, o desequilíbrio muscular das estruturas dentárias em crescimento causará má oclusão, mau desenvolvimento facial e defeitos da fala.

Ao longo dos tempos, vários autores propuseram várias definições de hábitos. Algumas das mais notáveis são:

William James (1923)[4] : um eminente psicólogo definiu o hábito de um ponto de vista psicológico - não é mais do que uma nova via de descarga formada no cérebro pela qual certas correntes de entrada tendem a escapar.

Markus (1930)[4] : como uma prática ou costume fixo, constante e estabelecido pela repetição frequente do mesmo ato.

Dorland (1957)[4] : definiu os hábitos orais como uma prática fixa ou constante estabelecida pela repetição frequente.

Buttersworth (1961)[4] : como prática frequente ou constante ou tendência adquirida, que foi fixada pela repetição frequente.

Carl O Boucher (1963)[4] : como uma tendência para um ato ou um ato que se tornou um desempenho repetido relativamente fixo, consistente e fácil de executar e quase automático.

Allen (1964)[4] : prática fixa produzida pela repetição constante de um ato.

Johnson (1975)[4] : como uma aptidão ou inclinação para uma ação adquirida por repetição frequente e que se manifesta numa maior facilidade de execução ou num maior poder de resistência.

Mathewson (1982)[4] : os hábitos orais são padrões aprendidos ou contracções musculares.

Finn (1987)[4] : um ato socialmente inaceitável.

De acordo com Peterson e Schneider: um hábito é uma reação formada que é resistente à mudança. O facto de ser útil ou prejudicial depende do grau em que interfere com a função física, emocional ou social da criança.

De acordo com Moyers[6] : Os hábitos são padrões aprendidos de contração muscular, que são complexos por natureza.

Segundo Stedman[6] : O hábito é um ato, uma resposta comportamental, uma prática ou um costume estabelecido no repertório de uma pessoa através de repetições frequentes do mesmo ato.

Segundo Maslow[6] : Um hábito é uma forma resistente à mudança, útil ou prejudicial, consoante o grau em que interfere com as funções físicas, emocionais e sociais da criança.

CLASSIFICAÇÃO DOS HÁBITOS ORAIS

1. ***Segundo William James (1923)***[7]

a) **Hábitos úteis:** Incluem os hábitos de funcionamento normal, como a posição correta da língua, a respiração adequada, a deglutição adequada e a utilização normal dos lábios durante a fala.

b) **Hábitos nocivos:** Incluem-se todos os que exercem tensões perversas sobre os dentes e as arcadas dentárias, tais como o impulso da língua, a sucção do polegar, a respiração bucal, o morder dos lábios, o roer das unhas, a sucção dos lábios, etc.

2. ***De acordo com Kingsley (1958)***[7]

a) **Hábitos orais funcionais:** Por exemplo, respiração bucal

b) **Hábitos musculares**

i. Hábito individual - por exemplo, chupar os lábios

ii. Hábitos em que existe uma atividade combinada dos músculos da boca e dos maxilares e do polegar/dedo inserido na boca, por exemplo, chuchar no dedo

iii. Ação muscular combinada com a introdução de objectos passivos na boca, por exemplo, morder um lápis

c) **Combinados**

3. ***De acordo com Morris e Bohana (1969)***[7]

a) **Hábitos de pressão:** Incluir hábitos de sucção como chuchar no dedo, chuchar nos lábios, chuchar nos dedos e empurrar a língua

b) **Hábitos sem pressão:** Incluem-se os hábitos que não exercem uma força direta sobre os dentes ou estruturas de suporte. Por exemplo, a respiração pela boca

c) **Hábitos de morder: por exemplo**, roer as unhas, morder lápis, morder os lábios

4. ***De acordo com Klein (1971)***[7]

a) **Hábitos vazios:** Os hábitos vazios são hábitos simples sem uma causa detetável

b) **Hábitos com significado:** Os hábitos significativos sugerem a presença de uma relação psicológica direta de causa e efeito. Pode ser necessária uma consulta com um pediatra/psicólogo antes de qualquer tratamento.

5. ***De acordo com Finn (1987)***[7]

a) **Hábitos compulsivos**

É um hábito que se fixou na criança ao ponto de ela voltar à prática desse hábito sempre que a sua segurança é ameaçada por acontecimentos que ocorrem à sua volta. A criança tende a sofrer de ansiedade crescente quando são feitas tentativas para corrigir o hábito. A criança tem uma necessidade emocional profundamente enraizada e é possivelmente a única válvula de segurança, quando as pressões emocionais se tornam demasiado fortes para as suportar.

b) **Hábitos não-compulsivos**

São aqueles hábitos que são facilmente eliminados do padrão de comportamento da criança à medida que ela amadurece. Revela um comportamento mais consistente e um maior nível de maturidade e responsabilidade. As crianças parecem sofrer uma modificação contínua do comportamento que lhes permite libertar certos padrões de hábitos indesejáveis e formar outros novos e socialmente aceitáveis.

6. ***De acordo com Finn (1987)***[4]

a) **Primário**

b) **Secundário**

7. ***De acordo com Graber (1972)***[4]

Com base nos factores extrínsecos ou intrínsecos

- Chuchar no dedo ou no polegar
- Impulso ou sucção da língua
- Roer os lábios ou as unhas
- Defeitos da fala
- Respiração pela boca
- Bruxismo
- Defeitos posturais
- Hábitos oclusais defeituosos

8. ***Hábitos normais e anormais***[5]

a) **Hábitos normais**: Os hábitos que são considerados normais pelas crianças de uma determinada faixa etária.

b) **Hábitos anormais**: Os hábitos que são prosseguidos após o seu período fisiológico de cessação.

9. *Hábitos fisiológicos e patológicos*[5]

a) **Hábitos fisiológicos**: Os hábitos fisiológicos são aqueles que são necessários para o fracionamento fisiológico normal, por exemplo, a respiração nasal, a sucção durante a infância.

b) **Hábitos patológicos**: Hábitos que são perseguidos devido a razões patológicas, como adenóides e defeitos do septo nasal que podem levar à respiração bucal.

10. *Hábitos mantidos e cultivados*[5]

a) **Hábito retido**: Aqueles que são transportados da infância para a idade adulta.

b) **Hábito cultivado**: Aqueles cultivados durante a vida sócio-ativa de um indivíduo.

11. De acordo com Brash

a) **Puramente musculares**: por exemplo, empurrar a língua, chupar os lábios

b) **Atividade combinada dos músculos da mandíbula, da boca e do polegar** (por exemplo, sucção do polegar)

c) **Ação muscular combinada com a introdução de um objeto passivo na boca** (por exemplo, mastigar um lápis)

d) Hábitos em que os músculos da boca e do maxilar não participam ativamente e em que o efeito sobre a posição dos dentes é produzido por uma **pressão externa** (por exemplo, almofadas anormais)

e) **Perturbação funcional**: (por exemplo, respiração bucal)

12. Com base na conscientização do paciente para o Hábito:

a) **Hábitos inconscientes** - são sustentados por comportamentos inconscientes. A simples atenuação do mecanismo de feedback sensorial ajuda a cessar.

b) **Hábitos conscientes** - envolvem escolha ou necessidade. Tornam o tratamento mais difícil e complexo.

13. Segundo Oscar J. Quirds, com base na etiologia

a) **Instintivo**: Tal como o hábito de sucção, é funcional no início da vida, mas pode ser prejudicial se persistir com o tempo.

b) **Agradável**: Alguns hábitos tornam-se agradáveis, como alguns casos de chuchar no dedo ou na chupeta.

c) **Defensiva**: Em doentes com alergias, asma, etc., em que a respiração oral se torna um hábito defensivo.

d) **Hereditárias**: Algumas malformações congénitas hereditárias podem ser portadoras de um hábito relacionado com a própria malformação, por exemplo: inserção curta do frénulo lingual, língua bífida, entre outros.

e) **Adquirida**: Fonação nasal em pacientes com fissura labiopalatina mesmo após intervenção cirúrgica.

f) **Imitativa**: A forma como os lábios e a língua são colocados entre os grupos familiares durante a fala, os gestos, etc., são exemplos claros de atitudes imitativas.

PREVALÊNCIA DE HÁBITOS ORAIS DE ACORDO COM O GÉNERO

A prevalência de hábitos orais na literatura mostra diferenças com base na população, etnia e localização ou geografia (Khan e Singaraju, 2015; Sharma et al., 2015). A investigação de Garde mostrou que a prevalência de maus hábitos orais era mais comum nas mulheres (31%) do que nos homens (20,1%) (Garde et al., 2014). As mulheres tendem a ser mais ansiosas e sensíveis, enquanto os homens tendem a ser mais activos e exploradores (Saputra e Widayanti, 2014). Também foi observada uma diferença significativa entre os géneros, com mais homens envolvidos em hábitos orais, como chupar o dedo, chupar os lábios, morder as bochechas e empurrar a língua, enquanto mais mulheres estavam envolvidas na sucção do polegar e na goma de mascar (Aikins e Onyeaso, 2017).[8] Foram realizados vários estudos para determinar a prevalência de hábitos orais na Índia por Pruthi (25,2%)[9] , Kharbanda (25,5%)[10] , Shetty (29,7%)[11] . A prevalência dos hábitos orais e da má oclusão também foi determinada por Pruthi (28,8%) e Shetty (28,95%). Um estudo realizado sobre a prevalência de hábitos orais em crianças de 11 a 13 anos de idade da cidade de Jaipur concluiu que 18% das crianças tinham o hábito de empurrar a língua, 17% de respirar pela boca e 3% de roer as unhas. A prevalência por sexo mostrou que 18% das mulheres tinham hábitos orais e 20% dos homens tinham hábitos orais. (Sharma et al, 2015)[12] De acordo com outro estudo realizado na Faculdade de Medicina Dentária de Jaipur, verificou-se que a prevalência de hábitos era de 51,4%, incluindo ambos os sexos. (Pratik, Desai, 2015)[13]

Os hábitos orais nocivos são o problema comum dos pediatras que influenciam a qualidade de vida e resultam na perda de estrutura dentária, e o seu impacto depende da natureza, início e duração dos hábitos (Piteo et al., 2011). Porque alguns hábitos orais, como chuchar no dedo e roer as unhas, não só distorcem a harmonia oro-facial e danificam as estruturas da boca, como também proporcionam um caminho para a propagação de doenças infecciosas.[14]

Os hábitos orais podem causar, e muito frequentemente causam, problemas estéticos e/ou funcionais na boca. Por esta razão, os hábitos destrutivos têm de ser diagnosticados e corrigidos o mais cedo possível. A maioria dos pacientes não tem consciência de que os seus hábitos orais estão a causar danos permanentes nos seus dentes, como por exemplo o bruxismo, segurar os óculos entre os dentes ou mastigar gelo. Um diagnóstico adequado dos hábitos prejudiciais requer uma avaliação exaustiva do estado estomatognático de cada paciente. Esta deve incluir o exame da forma e função dos dentes e o estado das articulações temporomandibulares e da musculatura relacionada.[15]

Os hábitos orais devem estar em primeiro lugar no exame e diagnóstico dos doentes pediátricos. Mais tarde na vida, os dentes permanentes e a boca devem ser cuidadosamente examinados para detetar alterações relacionadas com os hábitos orais que ocorrem frequentemente em resposta ao stress. A maioria das pessoas fica surpreendida, mas satisfeita, com o facto de os seus hábitos destrutivos poderem ser interrompidos ou de os danos deles resultantes poderem ser controlados. Os procedimentos dentários e as técnicas comportamentais corretivas podem ser úteis para quebrar esses hábitos orais. No entanto, a menos que esses hábitos sejam totalmente interrompidos, o tratamento servirá inevitavelmente apenas como uma medida temporária.[15]

São muitos os efeitos deletérios dos hábitos orais que se observam habitualmente e que, se não forem corrigidos a tempo, tendem a causar má oclusão. São também responsáveis pelas alterações dento-faciais e alterações da musculatura oral. O objetivo desta dissertação é enumerar os factores dos hábitos orais que influenciam diretamente as alterações dento-faciais.

DESENVOLVIMENTO PÓS-NATAL DO ROSTO

Uma compreensão completa dos conceitos de crescimento e desenvolvimento, especialmente da região craniofacial, é fundamental para todos os dentistas. A compreensão das alterações normais que ocorrem na região craniofacial ajudará o médico dentista a distinguir as variações normais dos efeitos de processos anormais ou patológicos e a proporcionar um tratamento ótimo ao doente.[4]

O crescimento e o desenvolvimento de um indivíduo podem ser divididos em períodos pré-natal e pós-natal, sendo o primeiro mais dinâmico, uma vez que o crescimento no período pré-natal é 5000 vezes superior ao que ocorre na era pós-natal.[5] As estruturas esqueléticas e os dentes são componentes primários do complexo craniofacial.

A face é uma estrutura muito complexa e o seu crescimento e desenvolvimento são o resultado de muitos processos que interagem entre si. Como os dentistas são os que estão envolvidos no desenvolvimento da dentição e de todo o complexo orofacial, eles devem ser capazes de manipular o crescimento facial para o benefício dos pacientes. Este capítulo enfatiza o crescimento pós-natal, principalmente das estruturas esqueléticas do complexo craniofacial, devido à sua importância nos hábitos orais.[16]

COMPLEXO CRANIOFACIAL

O complexo craniofacial é composto por 22 ossos separados que podem ser organizados, para fins heurísticos, em regiões anatómicas e funcionais relativamente discretas. Pode ser organizado de acordo com quatro regiões anatómicas. (Figura 2.1) Cada uma destas regiões tem mecanismos distintos de desenvolvimento e crescimento, bem como diferentes capacidades de adaptação durante o crescimento.[16]

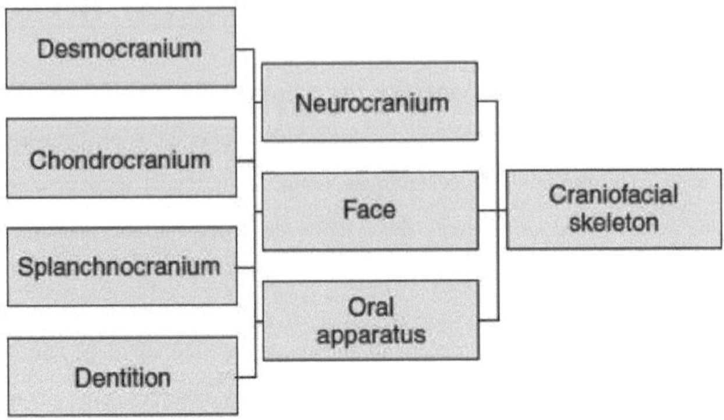

Figura 2.1: Esquema da organização do esqueleto craniofacial
Em regiões anatómicas e regiões funcionais sobrepostas

Unidades ***estruturais***

Desmocrânio: O termo *desmocrânio* refere-se à porção do esqueleto craniofacial que surge de uma membrana de origem mesodérmica e da crista neural combinadas, a *ectomeninge*, que envolve a extremidade proximal da notocorda muito cedo no desenvolvimento. À medida que o cérebro se desenvolve e se expande no útero, o desmocrânio desenvolve-se inicialmente como uma membrana fibrosa única que cobre o cérebro e que acabará por dar origem aos ossos da abóbada craniana e às articulações fibrosas, ou suturas, bem como à dura-máter sobre o cérebro e ao periósteo que reveste os ossos da abóbada craniana. De facto, na ausência de um cérebro, como acontece na anencefalia, os ossos desmocranianos não se desenvolvem de todo. Como os derivados esqueléticos do desmocrânio têm exclusivamente um precursor membranoso, a morfogénese inicial e o crescimento ósseo subsequente ocorrem completamente através da ossificação intramembranosa.[16]

Condrocrânio: O *condrocrânio* forma-se inicialmente como parte do anlagen embrionário da cartilagem primária que se tornará a base do crânio. Como o desmocrânio, o condrocrânio também é um derivado embriológico da ectomeninge. No entanto, o condrocrânio é significativamente menos dependente da presença do cérebro para a sua formação inicial e desenvolvimento subsequente. O crescimento associado aos ossos derivados da base do crânio ocorre por meio da ossificação endocondral.[16]

Esplancnocrânio: O *esplancnocrânio* (também chamado de *viscerocrânio*) é composto por todos os elementos do complexo craniofacial que são derivados do primeiro arco branquial e, portanto, são de origem da crista neural. Estes elementos incluem principalmente todos os ossos do complexo médio-facial e a mandíbula. Como os elementos esqueléticos derivados do esplancnocrânio não têm precursores cartilaginosos primários, o desenvolvimento e o crescimento de seus derivados esqueléticos ocorrem por meio de ossificação intramembranosa, que também é caracterizada pela presença de suturas e uma forma especializada de cartilagem derivada de membrana (secundária) nos côndilos mandibulares.[16]

Dentição: Os dentes são componentes anatómicos especializados do complexo craniofacial que são compostos por tecidos únicos e passam por um mecanismo único de desenvolvimento caracterizado pela interação entre tecidos ectodérmicos e mesenquimais.[16]

Unidades **funcionais**

Os quatro componentes anatómicos podem então ser combinados organizacionalmente em três unidades funcionais e regionais sobrepostas, mas muito amplas, que constituem o complexo craniofacial. (Figura 2.2)

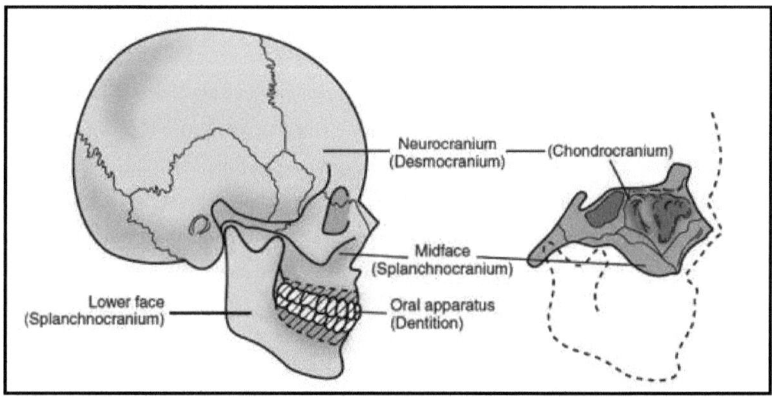

Figura 2.2: Principais componentes do complexo esquelético craniofacial.

Neurocrânio: Dentro do complexo craniofacial, o *neurocrânio* abriga o cérebro e outros elementos do sistema nervoso central. Como o cérebro repousa sobre a base do crânio e é coberto pela abóbada craniana, o desenvolvimento e o crescimento do neurocrânio são caracterizados por uma combinação de crescimento ósseo membranoso (desmocrânio) e cartilaginoso (condrocrânio).[16]

Face: A face superior e a face média são compostas externamente pelos ossos intramembranosos do complexo maxilar (esplancnocrânio). No entanto, assim como o neurocrânio, a face também recebe contribuições de elementos do condrocrânio. Uma contribuição importante do condrocrânio para a face é o septo nasal, que é uma área altamente ativa de crescimento cartilaginoso durante o desenvolvimento fetal e pós-natal precoce. A face inferior, a mandíbula, desenvolve-se inteiramente a partir do primeiro arco branquial e, portanto, é derivada inteiramente como parte do esplancnocrânio. A mandíbula desenvolve-se e cresce inteiramente através de uma forma especializada de formação intramembranosa de osso e cartilagem secundária.[16]

Aparelho bucal: O aparelho oral é composto pela dentição e pelas estruturas de suporte nos maxilares superior e inferior. Assim, o aparelho oral também é caracterizado por uma morfogénese única dos dentes, bem como por uma forma especializada de crescimento ósseo intramembranoso dos processos alveolares da maxila e da mandíbula (esplancnocrânio). O desenvolvimento e o crescimento das estruturas esqueléticas que compõem o aparelho oral são grandemente influenciados pelos músculos da mastigação e outros tecidos moles associados à mastigação.[16]

CRESCIMENTO PÓS-NATAL DA ABÓBADA CRANIANA[16]

Devido à natureza muito precoce do desenvolvimento pré-natal e pós-natal do cérebro humano, a abóbada craniana é desproporcionalmente grande em relação ao resto da face e do corpo. Ao nascimento, a abóbada craniana é inicialmente caracterizada pela presença de todos os ossos da abóbada craniana. Nessa altura, todas as principais articulações fibrosas suturais entre os ossos da abóbada craniana estão presentes, incluindo a sutura metópica entre o osso frontal direito e esquerdo. Para além disso, existem tipicamente quatro restos maiores, conhecidos como *fontanelas*, da membrana desmocraniana em áreas onde o ritmo de crescimento ósseo não foi suficiente para aproximar os ossos da abóbada craniana de modo a formar uma sutura. (Figura 2.3)

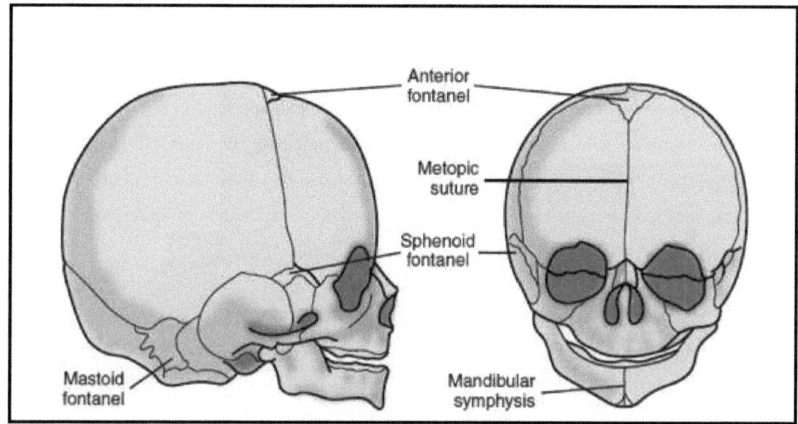

Figura 2.3: Vistas lateral e frontal do crânio do recém-nascido, indicando a localização das suturas e dos frontões. (Adaptado de Sicher e DuBrul)

Durante os primeiros 24 meses após o nascimento, o crescimento dos ossos da abóbada craniana prossegue com rapidez suficiente para fechar as fontanelas, à medida que cada complexo de ossos da abóbada craniana se organiza através de suturas interligadas. A sutura metópica normalmente funde-se para formar um único osso frontal no primeiro ano de vida, embora a sutura possa parecer persistir até aos 8 anos de idade ou mesmo durante toda a vida numa pequena percentagem de indivíduos.

A abóbada craniana continuará a aumentar principalmente como resultado do crescimento compensatório das frentes ósseas suturais estimuladas pela expansão do cérebro. Aos 4 anos de idade, o cérebro e a abóbada craniana associada terão atingido aproximadamente 80% do tamanho adulto; aos 10 anos de idade, o cérebro e a abóbada craniana terão atingido 95% do seu tamanho adulto. Ao longo deste período de expansão muito rápida, as restantes suturas da abóbada craniana permanecem normalmente patentes e em crescimento ativo para acompanhar o ritmo do cérebro à medida que este se expande em tamanho.

A osteogénese nas frentes ósseas das suturas cranianas pode continuar durante as duas primeiras décadas de vida. No entanto, no final da segunda década de vida, o crescimento ósseo nas suturas cranianas abrandou e o potencial de crescimento das suturas cranianas diminuiu consideravelmente. Também nessa altura, as suturas iniciarão o processo normal de encerramento ósseo, ou *sinostose*, quando o potencial de crescimento sutural cessa completamente.

As suturas cranianas normalmente perdem a capacidade de crescimento no final da segunda década de vida, e praticamente todas se tornam sinostoses durante a vida. O fechamento normal da sutura é iniciado ao longo da superfície endocraniana. Inicialmente, caracteriza-se pela formação de pontes ósseas ao longo da sutura e, eventualmente, pela modelação do osso, levando à completa obliteração da sutura. A interrupção do crescimento nas suturas cranianas começa tipicamente por volta dos 25 anos de idade para a sutura sagital e pode prolongar-se por mais 2 a 3 anos para a sutura coronal.

Apesar do facto de as principais suturas cranianas pararem de crescer na terceira década de vida, ocorre tipicamente algum aumento da abóbada craniana ao longo da vida como resultado da deposição periosteal ao longo da superfície ectocraniana. Certas áreas específicas da abóbada craniana, como as regiões glabelar e nucal, podem exibir um crescimento periosteal ligeiramente maior como uma caraterística sexual secundária nos homens.

CRESCIMENTO PÓS-NATAL DA BASE DO CRÂNIO[16]

O crescimento pré-natal tardio e pós-natal geral da base do crânio está diretamente relacionado com o crescimento das sincondroses. Existem três principais sincondroses da base do crânio relacionadas ao crescimento que separam os ossos da base do crânio no nascimento. A sincondrose interesfenoidal, entre o pré-esfenoide e a base do esfenoide, funde-se por volta da época do nascimento em humanos e, portanto, não contribui para o crescimento pós-natal. A sincondrose esfenoetmoidal, que se situa entre os ossos esfenoide e etmoide, é mais ativa no que diz respeito ao crescimento da base do crânio até cerca dos 7 anos de idade nos seres humanos. Nessa altura, a sincondrose esfenoetmoidal perde o seu fenótipo de cartilagem e torna-se uma sutura. Uma vez que essa transição ocorre, o crescimento da base anterior do crânio está essencialmente completo. Como resultado, a parede anterior da sela túrcica, que está localizada no corpo do esfenoide, a asa maior do esfenoide, a placa cribriforme e o forame cecum são comumente usados após os 7 anos de idade como estruturas de referência estáveis para análises de telerradiografias laterais seriadas.

A sincondrose esfeno-occipital, entre o corpo dos ossos esfenoide e occipital, é mais proeminente durante o período de crescimento craniofacial ativo e funde-se pouco depois da puberdade. (Figura 2.4) Uma vez que a sinostose ocorre, o crescimento da base do crânio, especialmente na direção ântero-posterior, está essencialmente terminado. As alterações subsequentes na forma da base do crânio, como a angulação do osso basioccipital em relação à base anterior do crânio, por exemplo, devem resultar da modelação óssea.

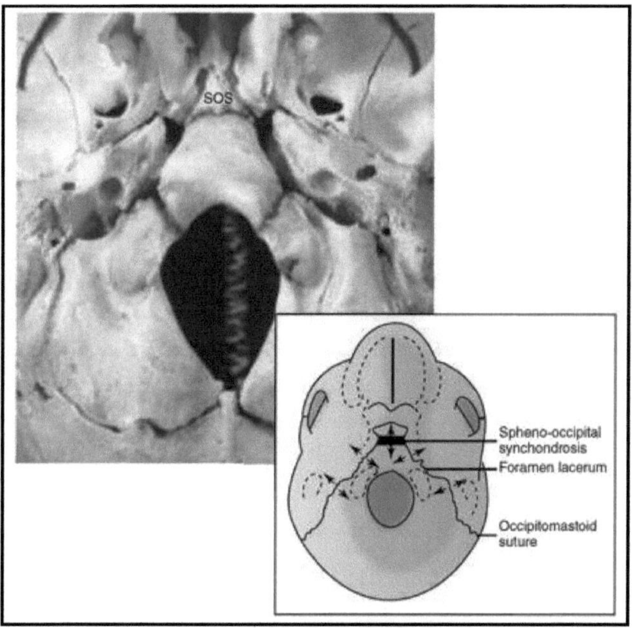

Figura 2.4: Vista basal de um ser humano juvenil indicando a sincondrose esfeno-occipital (SOS)

Durante os primeiros anos pós-natais, a base do crânio sofre uma mudança dramática no seu padrão de crescimento. Os comprimentos da base do crânio anterior (násio-sela) e posterior (sela-basão), bem como a angulação da base do crânio (násio-sela-basão), apresentam maiores alterações de crescimento durante os primeiros 2 a 3 anos pós-natais do que em qualquer momento posterior. Por exemplo, a angulação da base do crânio diminui mais do dobro durante os primeiros 2 anos pós-natais do que entre os 2 e os 17 anos de idade.

O crescimento continua após os 2 anos de idade, mas as alterações são menores e mais constantes. Entre o nascimento e os 17 anos de idade, a base anterior do crânio cresce aproximadamente 36% (homens) a 53% (mulheres) mais do que a base posterior do crânio, sendo que a maioria das diferenças se deve às alterações de crescimento que ocorrem durante os primeiros anos.[17] É importante compreender que a base anterior do crânio cresce mais e é também mais madura (ou seja, mais próxima do tamanho adulto) do que a base posterior do crânio ao longo do crescimento pós-natal. Análises longitudinais mostraram que a base craniana anterior já atingiu aproximadamente 86% a 87% do seu tamanho adulto aos 4,5 anos de idade, enquanto a base craniana posterior atingiu apenas 80% a 83% do seu tamanho adulto. As diferenças relativas de maturidade entre os comprimentos das bases cranianas anterior e posterior mantêm-se ao longo do crescimento pós-natal.

Os comprimentos das bases cranianas anterior e posterior aumentam devido à deposição óssea, bem como ao crescimento das sincondroses esfeno-occipital e esfenoetmoidal. No período pós-natal, a base posterior do crânio torna-se mais longa principalmente devido ao crescimento da sincondrose esfeno-occipital. Estudos histológicos demonstraram que a sincondrose esfeno-occipital se funde aproximadamente aos 16 a 17 anos no sexo feminino e aos 18 a 19 anos no sexo masculino.[18] Radiograficamente, a sincondrose esfeno-occipital apresenta crescimento ativo até aproximadamente 10 a 13 anos de idade, momento em que o fechamento começa superiormente e continua inferiormente por volta dos 11 a 14 anos no sexo feminino e dos 13 a 16 anos no sexo masculino.[19,20] Como ambos os pontos de referência são comumente usados para descrever o crescimento da base anterior do crânio, é importante distinguir as mudanças que ocorrem no násio daquelas que ocorrem no forame cecum. Após a fusão da sincondrose esfenoetmoidal, que ocorre aproximadamente aos 7 a 8 anos de idade, o aumento da distância entre a sela e o forame cecum deve-se principalmente ao desvio posterior e superior da sela túrcica. A distância sela-naso, por outro lado, continua a aumentar, principalmente devido à aposição óssea na superfície externa do osso frontal associada ao desenvolvimento do seio frontal (a pneumatização mais precoce do seio frontal ocorre por volta dos 2 anos de idade). A fossa craniana anterior continua a expandir-se ligeiramente e o seio frontal torna-se mais proeminente. Como resultado, o osso frontal e a raiz do nariz tornam-se mais anteriores. Ford[21] estimou que o osso frontal se desvia anteriormente cerca de 7 mm entre o momento em que a sincondrose esfenoetmoidal se funde e a idade adulta.

CRESCIMENTO PÓS-NATAL DA MAXILA[4]

A face superior, sob a influência da base do crânio, move-se para cima e para a frente. A face inferior move-se para baixo e para a frente num "princípio de V em expansão". Este padrão divergente permite o crescimento vertical da dentição através da erupção dentária e da proliferação do osso alveolar.

O crescimento do complexo nasomaxilar faz-se por ossificação intramembranosa e é produzido pelos três mecanismos seguintes: -

- Deslocação
- Crescimento das suturas
- Remodelação da superfície

Deslocação

Enlow e Bang aplicaram o princípio da "relocalização de áreas" aos movimentos de crescimento complexos e multidireccionais. À medida que o processo dinâmico continua específico, as áreas locais passam a ocupar sucessivamente novas posições actuais, à medida que todo o osso aumenta.

Essas mudanças e alterações de crescimento envolvem ajustes de remodelação correspondentes e seqüenciais, a fim de manter a mesma forma, posição relativa e proporções constantes de cada área individual na maxila como um todo. (Figura 2.5)
Os ossos faciais estão encerrados numa cápsula orofacial. São transportados passivamente para o exterior (para a frente, para baixo e lateralmente) pela expansão primária das matrizes orofaciais fechadas (matrizes orbital, nasal e oral).

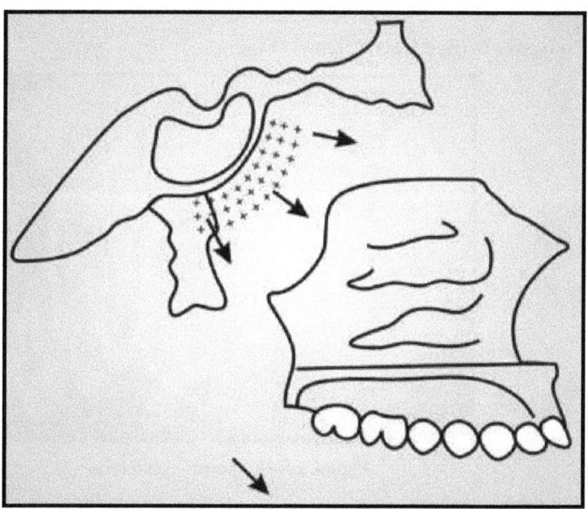

Figura 2.5: Crescimento do maxilar.

Isto ocorre por deslocação primária e secundária, crescimento nas suturas e por remodelação da superfície.[5]

Deslocação primária

O movimento direcional posterior devido ao crescimento da tuberosidade maxilar faz com que a maxila se desloque anteriormente. (Figura 2.6)

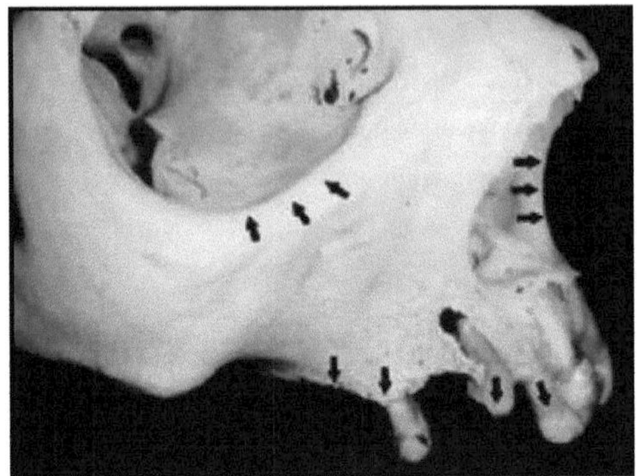

Figura 2.6: Deslocação primária

Deslocação secundária

À medida que a base do crânio cresce, exerce pressão sobre o complexo nasomaxilar, deslocando-o para baixo e para a frente. (Figura 2.7)

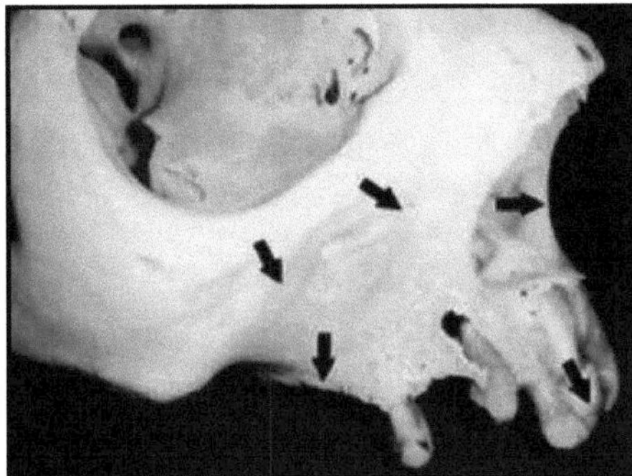

Figura 2.7: Deslocação secundária

Crescimento das suturas[4]

A maxila está ligada ao crânio por suturas oblíquas e mais ou menos paralelas entre si. Estas suturas são: -

- Sutura frontomaxilar
- Sutura zigomático-temporal
- Sutura zigomático-maxilar
- Sutura pterigopalatina

O crescimento nestas áreas garantiria a deslocação do maxilar para baixo e para a frente e esta atividade é sempre secundária a estímulos primários de factores epigenéticos. As mudanças reais ocorrem sob a influência de factores epigenéticos, tais como estímulos neurotróficos, desenvolvimento de matrizes funcionais, crescimento de espaços funcionais e assim por diante. (Figura 2.8)

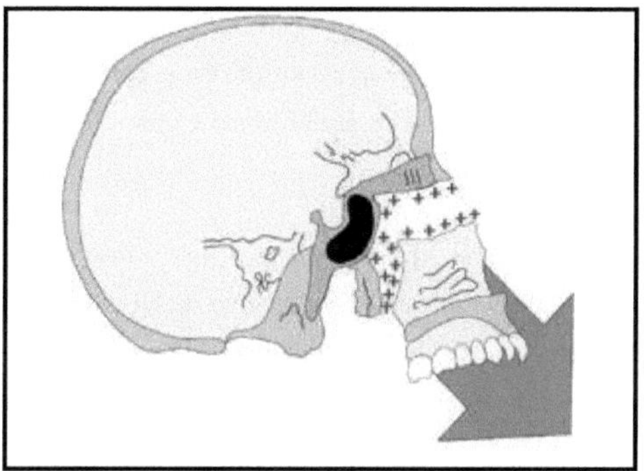

Figura 2.8: Translação do maxilar na direção para baixo e para a frente E adição de novo osso em ambos os lados da sutura.

Remodelação da superfície [4]

A remodelação da superfície através da deposição e reabsorção óssea ocorre para provocar:

A. Aumento de tamanho

B. Alteração da forma do osso

C. Alteração da relação funcional

Vários movimentos de remodelação do osso maxilar em crescimento contribuem para uma base funcional para o desvio dos dentes. Ajustes na posição dos dentes erupcionados e não erupcionados parecem ser necessários como resultado dos movimentos de crescimento e remodelação do osso portador do dente. A variedade de processos de remodelação da superfície associados ao crescimento maxilar contribui para as mudanças caraterísticas da idade na aparência bruta da face humana. O maior aumento é observado na altura do maxilar, seguido da profundidade e da menor largura para as crianças na faixa etária de 3 a 16 anos.

A largura é completada relativamente cedo, sem diferenças entre os sexos. Mas o crescimento para baixo e para a frente está ligado ao sexo na puberdade, com o crescimento dos rapazes a ocorrer um a três anos mais tarde do que o das raparigas.

O crescimento do maxilar para baixo e para a frente segue a curva geral de crescimento e continua a ser paralelo às alterações pubertárias noutros locais. O tamanho total do rosto aumenta através de uma série de movimentos de crescimento específicos em várias áreas individuais que se afastam umas das outras, aumentando assim as dimensões do maxilar em várias direcções diferentes. O aumento da altura do complexo maxilar deve-se à contínua aposição de osso alveolar nos bordos livres do processo alveolar à medida que os dentes irrompem.

À medida que a maxila desce, a aposição óssea continua a ocorrer no assoalho orbital, com reabsorção concomitante no assoalho nasal e aposição de osso na superfície palatina inferior.

Através do processo alternado de deposição e reabsorção óssea, a órbita, o pavimento nasal e a abóbada palatina movem-se para baixo de forma paralela. O pavimento da órbita apresenta reabsorção a partir da superfície lateral dos rebordos orbitais, que funciona para abrir caminho para a superfície orbital da maxila que se move lateralmente para o pavimento da cavidade orbital.

A área nasal da maxila, juntamente com os seus ossos nasais separados, cresce em direcções laterais, anteriores e superiores semelhantes. O crescimento prossegue nestas mesmas direcções, por deposição óssea superficial, aumentando assim o tamanho interno da cavidade nasal por alongamento e expansão das suas dimensões vertical e horizontal. O córtex ósseo que reveste a superfície interna da cavidade nasal sofre remoção de osso da superfície periosteal, enquanto o seu lado endosteal recebe simultaneamente depósitos de osso novo. (Figura 2.9)

A face aumenta simultaneamente em largura por aposição óssea proporcional na superfície lateral do arco zigomático com a correspondente reabsorção da sua superfície medial.

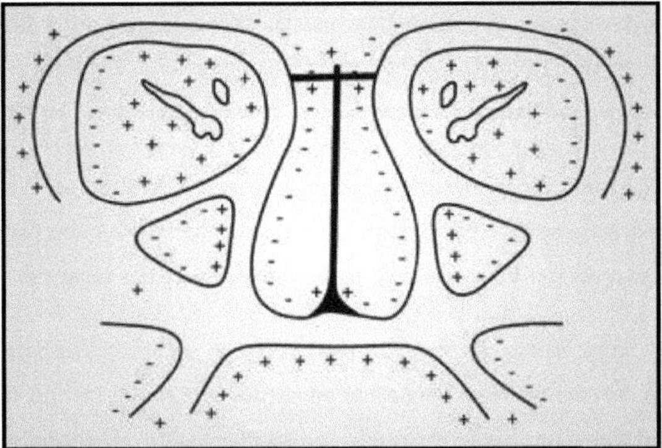

Figura 2.9: Remodelação da superfície

O crescimento palatino segue o princípio do "V em expansão" e, assim, o crescimento aditivo nas extremidades livres aumenta a distância entre elas. Cresce numa direção geralmente descendente através de uma combinação de aposição óssea em todo o lado oral do córtex palatino, com remoção de reabsorção do lado nasal oposto, bem como da superfície labial periosteal do arco maxilar anterior. (Figura 2.10)

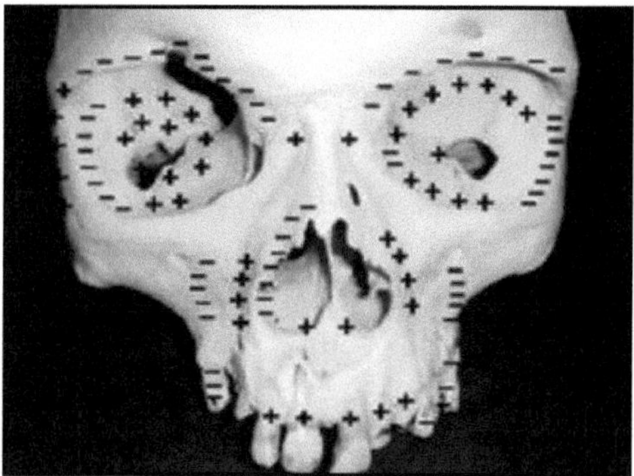

Figura 2.10: Remodelação

Crescimento pós-natal da mandíbula[4]

A mandíbula segue o princípio do "V em expansão". Os dois ramos divergem para fora de baixo para cima, de modo que o crescimento aditivo na incisura coronoide, no processo coronoide e no côndilo também aumenta a dimensão inter-ramo superior.

No nascimento

Ambos os ramos são bastante curtos, os côndilos são rudimentares e não se observa nenhuma eminência articular na fossa glenoide. Existe uma linha fina de fibrocartilagem e tecido conjuntivo na linha média da sínfise para separar os corpos mandibulares direito e esquerdo.

Entre os 4 meses de idade e o final do primeiro ano

A aposição de osso ocorre especialmente no rebordo alveolar, nas superfícies distal e superior do ramo, no côndilo e ao longo da borda inferior da mandíbula e das suas superfícies laterais.

Após 1 ano de idade

O crescimento mandibular torna-se mais seletivo. O côndilo apresenta uma atividade considerável que resulta no crescimento da mandíbula para baixo e para a frente. O crescimento aposicional ocorre na borda posterior do ramo e na borda alveolar, enquanto a reabsorção ocorre na borda anterior do ramo, alongando a borda alveolar e mantendo a dimensão anteroposterior do ramo. Incrementos significativos de crescimento também são observados nas pontas do processo coronoide. Estudos cefalométricos indicam que o corpo da mandíbula mantém uma relação angular relativamente constante com o ramo ao longo da vida.

Crescimento em diferentes partes da mandíbula[4]

Ramus:

Ele se move posteriormente pela combinação de deposição óssea na parte posterior e reabsorção na parte anterior. A função do crescimento do ramo (ou remodelação) é acomodar a massa crescente dos músculos mastigatórios inseridos no mesmo, acomodar o aumento da amplitude do espaço faríngeo e acomodar os molares em erupção, facilitando o alongamento do corpo mandibular. (Figura 2.11)

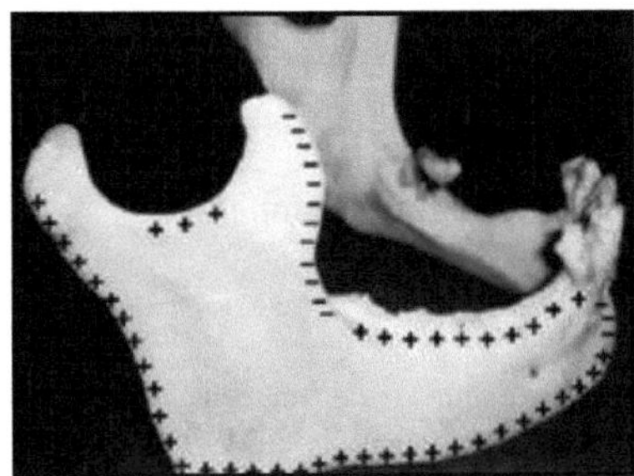

Figura 2.11: Padrão de crescimento Ramus

Corpo da mandíbula

O alongamento ocorre através da remodelação do ramo. O crescimento contínuo do osso alveolar com o desenvolvimento da dentição aumenta a altura do corpo mandibular. O processo alveolar cresce para cima e para fora numa arcada em expansão. (Figura 2.12)

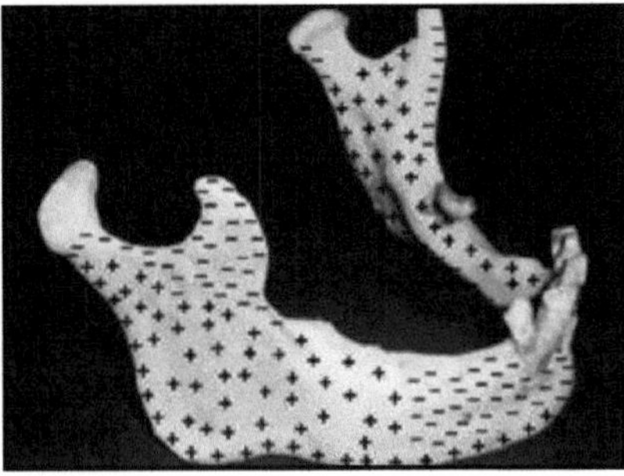

Figura 2.12: Crescimento do corpo

Ângulo da mandíbula

À medida que a idade avança, há um alargamento do ângulo da mandíbula, uma vez que o osso está a ser reabsorvido do lado lingual e depositado no lado bucal, no sentido póstero-inferior e ântero-superior, havendo deposição no lado lingual e reabsorção no lado bucal. (Figura 2.13)

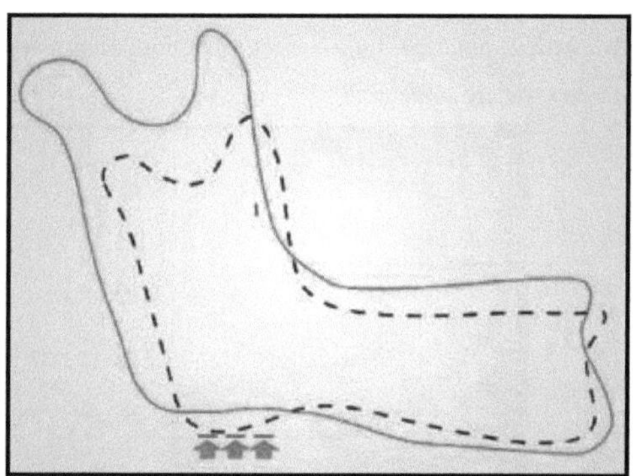

Figura 2.13: Deposição no lado lingual e reabsorção no lado vestibular.

A tuberosidade lingual

Forma o limite entre o ramo e o corpo. A tuberosidade lingual move-se posteriormente por deposição na sua superfície voltada para posterior. A proeminência da tuberosidade é aumentada pela reabsorção abaixo dela, que produz uma depressão, conhecida como fossa lingual. A combinação de reabsorção na fossa e deposição na superfície medial da tuberosidade acentua a proeminência da tuberosidade lingual. (Figura 2.14)

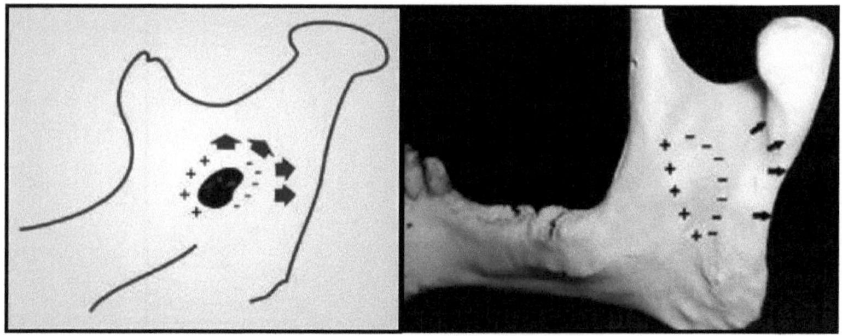

Figura 2.14: Crescimento da tuberosidade

O côndilo

O côndilo é um importante local de crescimento. A cabeça do côndilo está coberta por uma fina camada de cartilagem condilar, que se pensava ser responsável pelo crescimento da mandíbula na direção posterior e ascendente. À medida que o côndilo cresce em direção à base do crânio, empurra contra a base do crânio que está a crescer para baixo e para a frente, resultando no deslocamento da mandíbula para baixo e para a frente. (Figura 2.15) Embora se assuma frequentemente que o crescimento condilar é o principal local de crescimento da mandíbula, é importante notar que todo o aspeto superior do ramo apresenta aproximadamente a mesma quantidade de crescimento.[16]

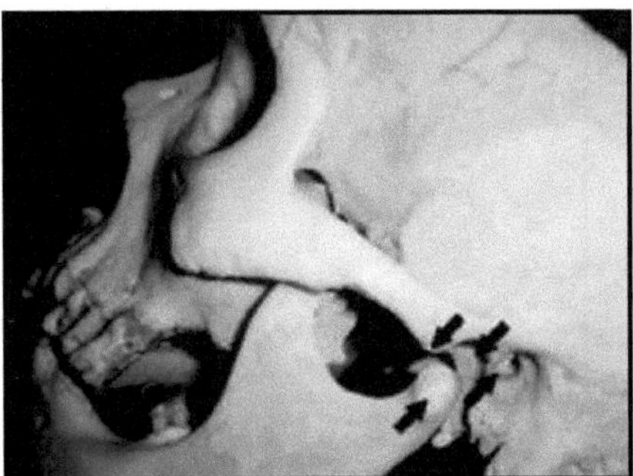

Figura 2.15: Crescimento condilar

Com base na teoria da matriz funcional, acredita-se agora que o crescimento dos tecidos moles, incluindo os músculos e o tecido conjuntivo, leva a mandíbula para a frente, afastando-a da base do crânio, e o crescimento ósseo ocorre secundariamente no côndilo para manter um contacto constante com a base do crânio.[4] (Figura 2.16)

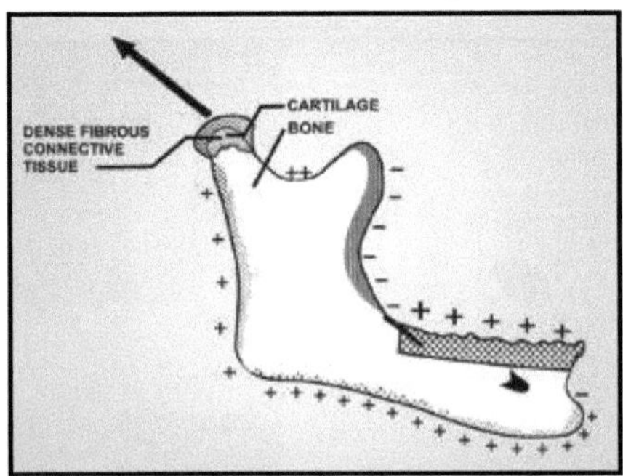

Figura 2.16: Crescimento da mandíbula

O processo coronoide

Segue o "princípio do V alargado". Quando visto pelo aspeto posterior, a deposição ocorre nas superfícies mediais dos processos coronóides direito e esquerdo, o que resulta num aumento da dimensão vertical e, quando visto pelo aspeto oclusal, a deposição de osso no lado lingual resulta num movimento de crescimento posterior. (Figura 2.17)

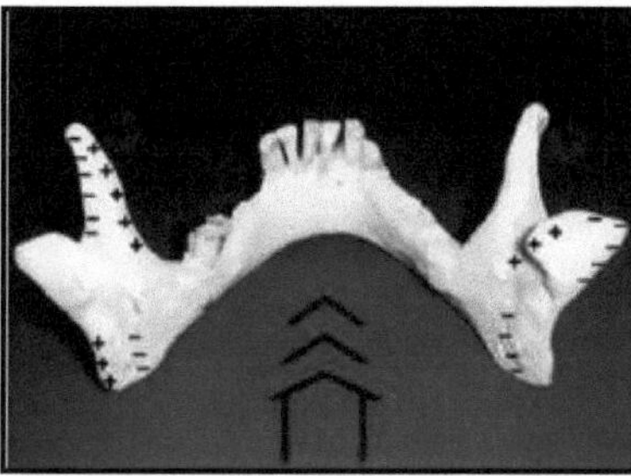

Figura 2.17: Crescimento do ângulo e do processo coronoide

Um conhecimento profundo dos modos equilibrados de desenvolvimento ajudar-nos-á a reconhecer os desequilíbrios faciais. À medida que o crescimento continua, a oportunidade de alcançar uma melhor estabilidade é possível porque o próprio processo de crescimento pode levar a um estado de equilíbrio fisiológico. Tal como a história clínica é necessária para fazer um diagnóstico lógico, a compreensão do crescimento e desenvolvimento da face é essencial para uma explicação lógica de quaisquer desequilíbrios estruturais e funcionais.

CHUCHAR NO DEDO/ CHUCHAR NOS DEDOS

A sucção é a primeira atividade muscular coordenada do lactente. O recém-nascido tem um mecanismo relativamente bem desenvolvido para mamar, o meio de troca mais importante com o mundo exterior. É dele que recebe a sua alimentação, a sensação de euforia ou de bem-estar que é essencial no início da vida. Uma sensação de segurança, um sentimento de calor e de ser desejado, e todos estes requisitos universalmente necessários são satisfeitos pelo bebé, em grande parte através da amamentação.

Existem essencialmente duas formas de sucção:

- A forma nutritiva à amamentação e ao biberão que fornece os nutrientes essenciais
- A forma de sucção não nutritiva que assegura uma sensação de bem-estar, de calor e de segurança.[4]

CHUPAR DÍGITOS

A sucção dos dígitos é um hábito que normalmente começa e termina na infância. A não interrupção deste comportamento pode resultar em deformidades da arcada que tornam a correção mais difícil. Estima-se que cerca de 4 em cada 10 crianças com idades compreendidas entre o nascimento e os 16 anos de idade se envolvam na sucção de dígitos em algum momento das suas vidas. (Figura 3.1) Este hábito pode também envolver vários dígitos ou a sucção do punho.

Um dos comportamentos repetitivos mais comuns e mais precoces observados no período infantil é a sucção de dígitos, com prevalência entre 61% e 90%. Pode se estender até o período de 1-4 anos, 6 anos e 7-11 anos, com incidência de 46, 13 e 6%, respetivamente. Tem uma reputação bem estabelecida dentro da profissão ortodôntica por causar mordidas abertas anteriores, um overjet aumentado, abóbada palatina alta, crescimento facial anormal, mordidas cruzadas posteriores, apinhamento, aumento da probabilidade de desenvolver má oclusão de classe II, e ainda perturba o desenvolvimento normal do sistema orofacial causando deformidades faciais.[22]

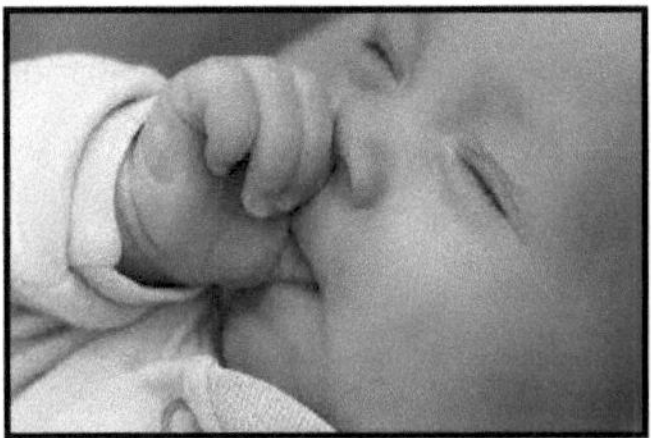
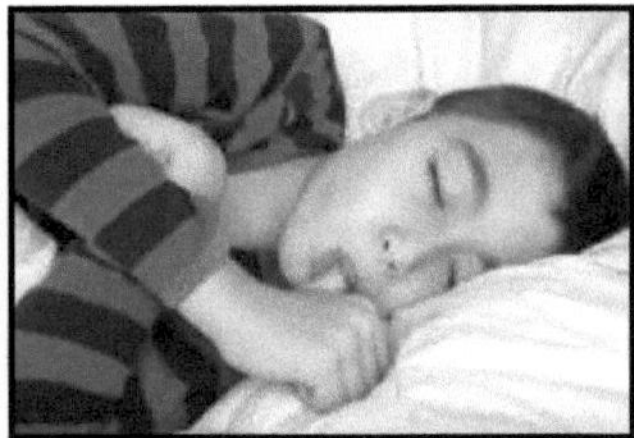

Figura 3.1: Criança a realizar o ato de chuchar no dedo

Algumas das definições mais comuns de hábito dadas ao longo do tempo são

Gellin (1970)[4] : Colocação do polegar ou de um ou mais dedos em várias profundidades na boca ou na cavidade oral.

Moyer[4] : Chupar o polegar repetida e vigorosamente com fortes contracções bucais e labiais associadas.

Gessell e Lig (1943)[4] : A sucção do dedo é perfeitamente normal numa determinada fase do desenvolvimento da criança. A sucção do dedo pode ser considerada normal durante o primeiro ano e meio de vida e desaparecerá espontaneamente no final do segundo ano com a devida atenção à amamentação.

TEORIAS DA SUCÇÃO DOS DÍGITOS

Vários psicólogos propuseram várias teorias para explicar os hábitos de sucção não nutritivos.

1. Teoria freudiana clássica

Sigmond Freud (1905) postulou a teoria psicanalítica afirmando que a resposta de sucção surge de um impulso psicossexual inerente, sugerindo que a sucção do dígito é uma estimulação erótica prazerosa dos lábios e da boca. Um dos conceitos da sucção do polegar, postulado por esta teoria, é que os seres humanos possuem uma sucção biológica

Freud sugeriu que o bebé está relacionado com a organização pré-genital e que a atividade sexual ainda não está separada do ato de se alimentar. Assim, o objeto de uma atividade, a sucção do polegar, é o mesmo que o de outra, a amamentação. Esta teoria sugere que o hábito está associado aos estímulos prazerosos no início da vida, mas não é descartado na altura habitual devido a alguma perturbação psicológica subjacente.[4]

2. A teoria da aprendizagem

Davidson (1967) defendeu a teoria da aprendizagem, afirmando que a sucção não nutritiva resulta de um padrão de comportamento aprendido, sem causas subjacentes e sem problemas emocionais ou psicológicos que se verificam nos bebés que não mamam. Um bebé associa a sucção a sensações agradáveis, como a fome, a satisfação e o facto de ser abraçado. Estes acontecimentos são recordados através da transferência da ação de sucção para o objeto mais adequado disponível, nomeadamente o polegar ou os dedos.[4]

Benjamin (1962) concebeu uma experiência para comparar as teorias freudiana e da aprendizagem e para analisar o método pelo qual o hábito de chuchar no dedo é aprendido. Colocou luvas de imobilização nas mãos do bebé para impedir a sucção do dedo ou do polegar. Previu que, se a sucção do polegar fosse aprendida, haveria uma redução no comportamento de sucção do bebé, uma vez que não lhe era permitido aprender o hábito. A acreditar na teoria freudiana, haveria um aumento da sucção quando as luvas fossem retiradas. As observações indicaram que os bebés, a quem não foi permitido chuchar no dedo, demonstraram um comportamento de chuchar no dedo significativamente menor após seis meses do que um grupo de controlo de crianças que não usaram as luvas. A conclusão desta experiência sugeriu que a sucção do polegar é um comportamento aprendido e que surge simplesmente dos reflexos de enraizamento na colocação, comuns durante os primeiros três meses de vida.[4]

3. Teoria do impulso oral

Sear e Wise (1950)[4] descreveram esta teoria sugerindo que a força do impulso oral é, em parte, uma função do tempo que a criança continua a alimentar-se através da sucção. Assim, a sucção do polegar é o resultado do prolongamento da amamentação e não da frustração do desmame. Esta teoria está de acordo com a teoria de Freud, segundo a qual a sucção aumenta a erotogénese da boca.

4. Reflexo de enraizamento (Benjamin, 1962)[5]

O reflexo de enraizamento é o movimento da cabeça e da língua do bebé em direção a um objeto que toca as suas bochechas. Sugeriu que a sucção do polegar resulta dos reflexos de enraizamento e colocação comuns a todos os bebés mamíferos durante os primeiros 3 meses de vida.

5. Reflexo de sucção (Ergel, 1962)[5]

O processo de sucção é um reflexo que ocorre na fase oral do desenvolvimento e é observado mesmo às 29 semanas de vida intra-uterina, podendo desaparecer durante o crescimento normal entre 1 e 3,5 anos de idade. É a primeira atividade muscular coordenada do bebé. Os bebés que são impedidos de mamar devido a doenças ou outros factores tornam-se inquietos e irritáveis. Esta privação pode motivar o bebé a chupar o polegar e o dedo para obter gratificação adicional.

CLASSIFICAÇÃO

Ao longo do tempo, foram criadas várias classificações de hábitos com base na natureza, psicologia ou fisiopatologia do hábito. Algumas delas são:

Chupar o polegar normal	O hábito de chuchar no dedo é considerado normal durante o primeiro ano e meio de vida. Este hábito desaparece geralmente à medida que a criança amadurece.
Sucção anormal do polegar	Quando o hábito de chuchar no dedo persiste para além do período pré-escolar, então pode ser considerado um hábito anormal. Se o hábito não for controlado e tratado durante esta fase, pode causar efeitos deletérios nas estruturas dentofaciais.

Psicológico	O hábito pode ter um fator emocional profundamente enraizado e pode estar associado à negligência e à solidão vividas pela criança. • *Habitual:* O hábito não tem um impacto psicológico; no entanto, a criança pratica o ato • *Hábitos de sucção nutritiva:* Aleitamento materno, alimentação a biberão • *Hábito de sucção não nutritivo:* Chuchar no polegar ou no dedo, chuchar na chupeta.[5]

De acordo com Subtelny (1973)[7] : O hábito de chuchar no dedo foi classificado em 4 tipos:	
Tipo A:	Observada em quase 50% das crianças, em que todo o dígito é colocado dentro da boca, com a almofada do polegar a pressionar o palato, ao mesmo tempo que existe contacto entre a maxila e a mandíbula. 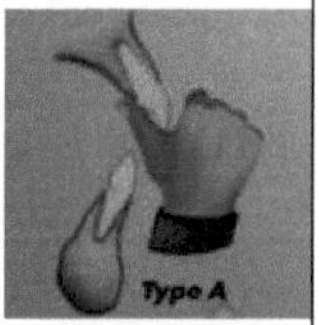
Tipo B:	Observa-se em cerca de 13-24% das crianças, em que o polegar é colocado na cavidade oral sem tocar na abóbada do palato, ao mesmo tempo que se mantém o contacto com os anteros maxilares e mandibulares. 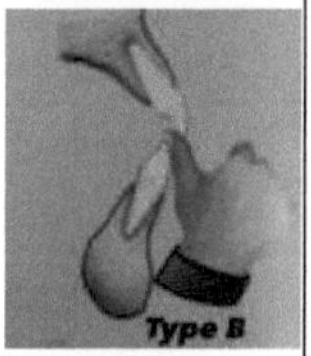
Tipo C:	Observada em quase 18% das crianças, em que o polegar é colocado primeiro na boca e entra em contacto com o palato duro e os incisivos superiores, mas não há contacto com os incisivos inferiores. 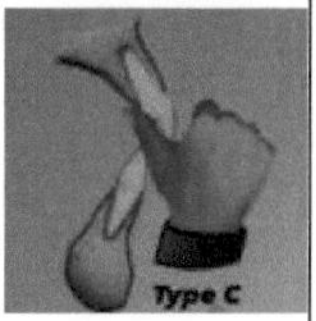
Tipo D:	Observada em quase 6% das crianças, quando uma parte muito pequena do polegar é colocada na boca. 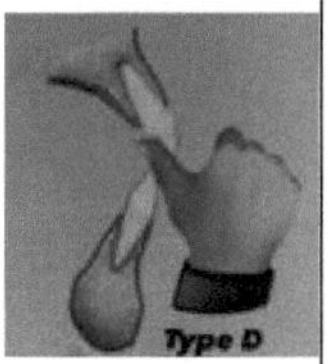

Segundo Moyer[6] : os hábitos podem ser classificados em função da fase clínica da sucção do polegar:	
FASE 1	A sucção normal e sub clinicamente significativa é observada desde o nascimento até aos 3 anos. Se a sucção vigorosa persistir no final da fase 1, pode ser transferida para a fase seguinte. Assim, as

	medidas preventivas podem ser substituídas por uma barreira fisiológica.
FASE 2	A sucção clinicamente significativa é observada entre os 3 e os 7 anos de idade. Pode dever-se a ansiedade clinicamente significativa e é a melhor altura para resolver problemas dentários.
FASE 3	A sucção intratável, se o hábito persistir na fase 3, o problema é mais grave e requer psicoterapia.

Segundo Cook[23] : os hábitos podem ser classificados em função dos padrões de sucção do polegar	
Grupo ALPHA:	O polegar empurra o palato na direção vertical e apresenta apenas pequenas contracções da parede vestibular.
Grupo BETA:	São observadas fortes contracções da parede vestibular e é criada uma pressão negativa que resulta numa mordida cruzada posterior.
Grupo GAMA:	É criada uma pressão positiva e negativa alternativa.

FACTORES ETIOLÓGICOS ASSOCIADOS À SUCÇÃO DO POLEGAR

1. *Estatuto socioeconómico:* Num estatuto socioeconómico elevado, a mãe está em melhor posição para alimentar o bebé e, em pouco tempo, a fome do bebé é satisfeita, ao passo que, no grupo socioeconómico baixo, a mãe não consegue fornecer leite materno suficiente aos bebés; por isso, no processo, o bebé mama intensamente durante muito tempo, esgotando assim o desejo de sucção. Esta teoria explica o aumento da incidência da sucção do polegar nas zonas industrializadas, em comparação com as zonas rurais.[5]
2. *Mãe que trabalha:* O hábito de sucção é comummente observado em crianças com pais que trabalham, porque essas crianças são criadas nas mãos de quem cuida delas e desenvolvem sentimentos de insegurança.[5]
3. *Número de irmãos:* O desenvolvimento do hábito pode estar relacionado com o número de irmãos, pois quanto maior o número, mais dividida fica a atenção dada pelos pais à criança. Uma criança que se sente negligenciada pelos pais pode tentar compensar os seus sentimentos de insegurança através deste hábito.[5]
4. *Ordem de nascimento da criança:* Quanto mais tarde o irmão se situa na família, maior é a probabilidade de ter um hábito oral.[5]
5. *Adaptação social e stress:* A sucção de dígitos também tem sido proposta como um comportamento de base emocional.[5]
6. *Idade da criança:* O tempo de aparecimento do hábito de chupar os dedos tem significado.

- *No recém-nascido:* As inseguranças estão relacionadas com exigências primitivas como a fome
- *Durante as primeiras semanas de vida:* Relacionado com problemas de alimentação
- *Durante a erupção dos dentes decíduos:* Pode ser utilizado para aliviar a dentição.[5]

EFEITOS DA SUCÇÃO DOS DÍGITOS NAS ESTRUTURAS ORAIS

O resultado de qualquer hábito de pressão depende do tridente dos seguintes factores:[3]

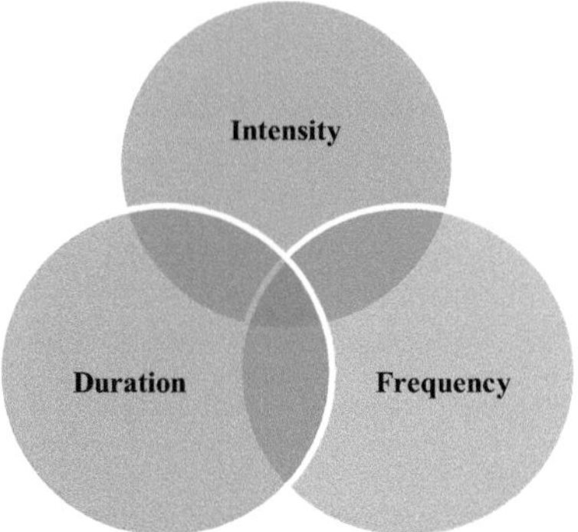

- **Intensidade:** Implica o vigor com que o hábito é praticado. O dígito pode repousar passivamente na boca ou pode ser sugado com muito entusiasmo. É a quantidade de força que é aplicada aos dentes durante a execução do hábito.
- **Duração:** Indica o número de anos em que o hábito é mantido. A quantidade de tempo passado a chupar um dígito.
- **Frequência:** Indica a frequência com que o hábito é praticado durante o dia, o número de vezes que o hábito é praticado ao longo do dia.

ALTERAÇÕES DENTO-FACIAIS ASSOCIADAS À SUCÇÃO DO POLEGAR

A investigação e a experiência clínica demonstraram que apenas 35 g de força podem inclinar um dente. A frequência da sucção do dígito ao longo de um dia de rotina também terá um impacto no movimento dentário. A experiência clínica sugere que 4 a 6 horas de força por dia é provavelmente o mínimo necessário para causar movimento dentário.[24] Portanto, uma criança que suga intermitentemente com força elevada pode não produzir muito movimento dentário, enquanto que uma criança que suga com menos força, mas continuamente (por mais de 6 horas) pode causar alterações dentárias significativas, o que é consistente com a teoria do equilíbrio. No entanto, é a duração do tempo de sucção (em meses e anos) que provavelmente desempenha o papel mais crítico no movimento dentário causado por um hábito de sucção.[25]

A sucção vigorosa do polegar pode ter muitos efeitos sobre os dentes e a boca. Isto deve-se à pressão repetitiva que o polegar e a sucção exercem sobre os dentes, os ossos maxilares e o céu da boca, fazendo com que a mandíbula apresente uma rotação para baixo e para trás devido à sua posição rebaixada e ao aumento do ângulo ANB (ponto A, násio, ponto B), devido ao prognatismo maxilar e ao retrognatismo mandibular.[28] Por vezes, os doentes desenvolvem outros hábitos como o impulso da língua. Algumas das alterações que estão associadas aos hábitos de sucção do polegar são as seguintes

1. **Proclinação dos dentes anteriores do maxilar:** Durante a sucção do polegar, o polegar é normalmente colocado no céu da boca sobre as superfícies posteriores dos incisivos. As forças da ação de sucção provocam uma inclinação dos dentes anteriores superiores, fazendo com que estes fiquem salientes (Figura 3.2). Se o hábito for persistente, pode também resultar numa posição anterior do maxilar superior.[26] Estas alterações esqueléticas podem ser apreciadas no cefalograma lateral (Figura 3.3). Como podemos ver, há um aumento do ângulo entre o incisivo superior e o NA (ângulo), o que é sugestivo de proclinação dos incisivos superiores. Um aumento no ângulo SNA é indicativo de maxila prognática. Farsi et al[27] demonstraram uma forte correlação entre os hábitos de sucção persistentes e a relação entre os molares e caninos distais, a mordida aberta e a protrusão.

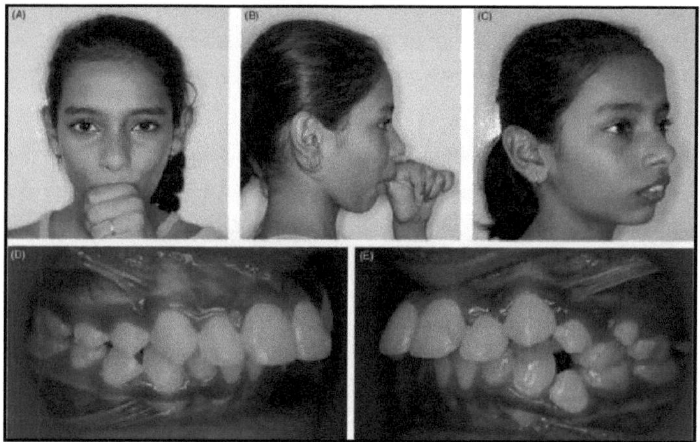

Figura 3.2: Proclinação anterior da maxila observada em pacientes com hábito prolongado de sucção do polegar

Colocação do polegar e comportamentos musculares periorais anormais (A e B). A sucção do polegar provocou uma mandíbula retrognata e uma protrusão superior (C). Má oclusão de Classe II causada pela sucção do polegar (D e E). Nota: Proclinação dos dentes anteriores do maxilar e grande sobressaliência devido ao facto de a mandíbula ser mantida para trás pelo pulso apoiado no queixo. (D e E) Uma má oclusão de classe II e sobressaliência.

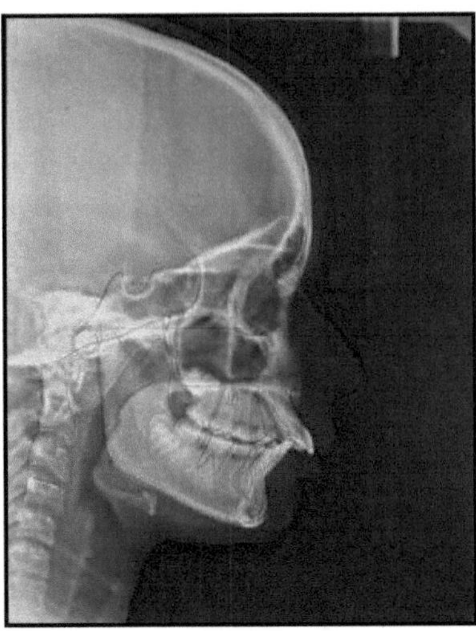

Figura 3.3: Cefalograma lateral mostrando protrusão maxilar anterior em pacientes com hábito de sucção do polegar

2. **Dentes anteriores mandibulares inclinados para dentro em direção à língua:** O polegar ou os dedos apoiam-se frequentemente nos incisivos inferiores durante a sucção, o que pode fazer com que estes se inclinem para trás (Figura 3.4). Isto aumenta a distância entre os dentes anteriores superiores e inferiores, enfatizando a protrusão dos dentes superiores.[26]

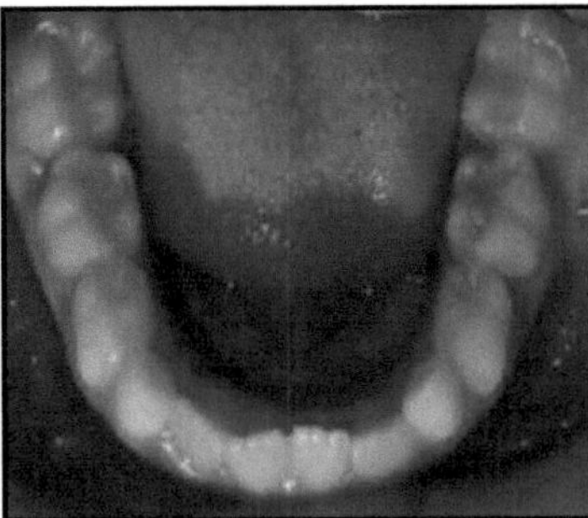

Figura 3.4: Retroinclinação anterior da mandíbula como resultado da sucção do polegar

3. **Mordida cruzada:** A língua assenta normalmente no céu da boca. Quando um polegar ou um dedo está na boca, empurra a língua para baixo, permitindo que os músculos activos durante a sucção empurrem os dentes molares e pré-molares um para o outro. Isto estreita o maxilar superior, o que significa que já não assenta confortavelmente sobre os dentes inferiores (Figura 3.5), causando uma alteração na

mordida.[26] A arcada maxilar apresenta constrição devido à pressão anormal e excessiva da musculatura vestibular, que não é equilibrada pela língua no lado palatino, sendo o espaço oral ocupado pelo polegar durante o hábito de sucção. Pode ocorrer tendência à mordida cruzada posterior (Figura 3.6).[28] Modeer et al. verificaram que a mordida cruzada posterior estava positivamente relacionada com a intensidade do hábito de sucção, que era de 6-15 horas na maioria da sua amostra.[29] As alterações esqueléticas podem ser apreciadas no cefalograma lateral (Figura 3.7). Podemos observar um aumento da FMIA ou do ângulo do plano mandibular e uma diminuição da IMPA. De acordo com a análise de Tweeds, isto é sugestivo de incisivos mandibulares proclinados e incisivos maxilares retroclinados, respetivamente.

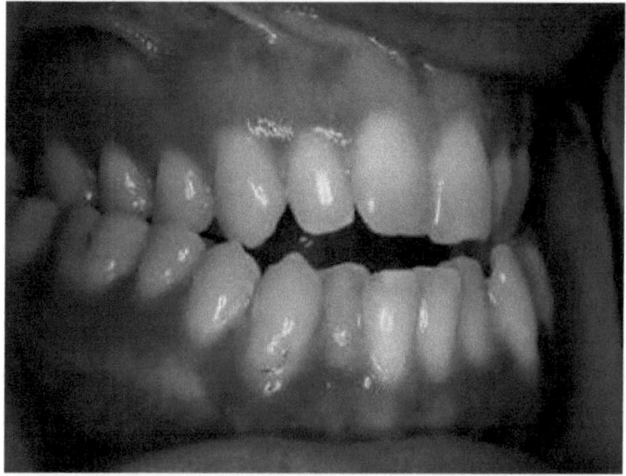

Figura 3.5: Mordida cruzada anterior como resultado da sucção do polegar

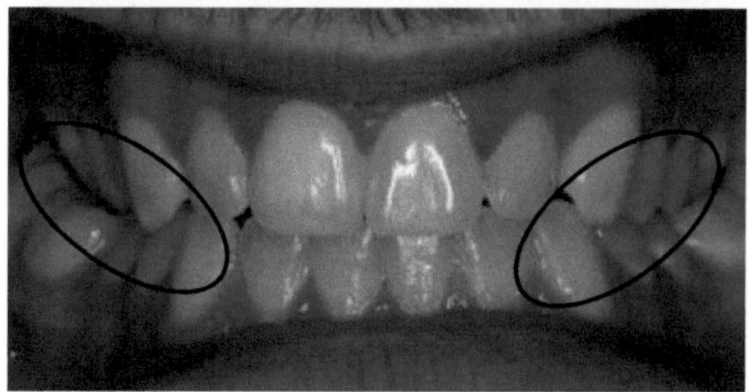

Figura 3.6: Mordida cruzada posterior como resultado da sucção do polegar

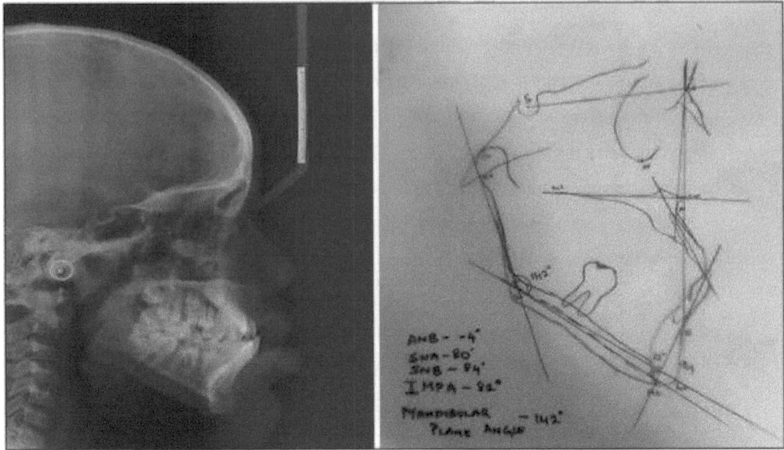

Figura 3.7: Cefalograma lateral mostrando mordida cruzada anterior em pacientes com hábito de sucção do polegar.

4. **Mordida aberta anterior:** A inclinação e a inclinação dos dentes superiores e inferiores fazem com que estes deixem de se sobrepor verticalmente quando os dentes posteriores estão juntos. Como resultado, aparece um espaço entre os dentes frontais superiores e inferiores, que é geralmente do mesmo lado e forma que o polegar ou dígito que está a ser sugado (Figura 3.8).[26] Há um aumento do ângulo SNA, que é indicativo de maxila prognática. De acordo com a análise de tweeds, um aumento no FMA e uma diminuição no IMPA mostram uma maxila prognata e uma mandíbula retrusiva com padrão de crescimento vertical. (Figura 3.9)

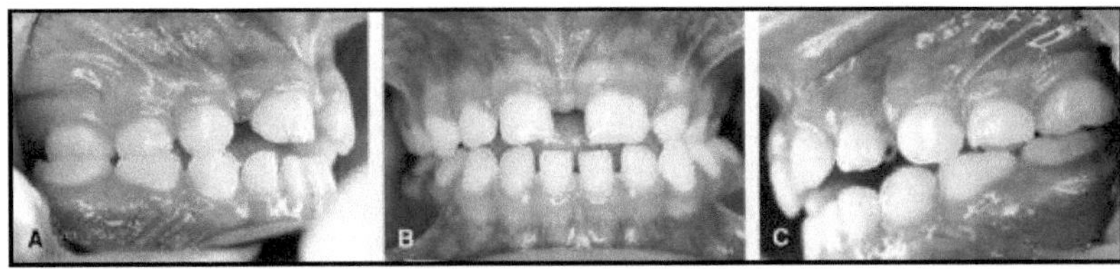

Figura 3.8: Caso típico de crianças com hábitos prolongados de chupeta, com mordida aberta anterior ligeira e mordida cruzada posterior unilateral. Notar a fusão dos incisivos laterais e centrais esquerdos.

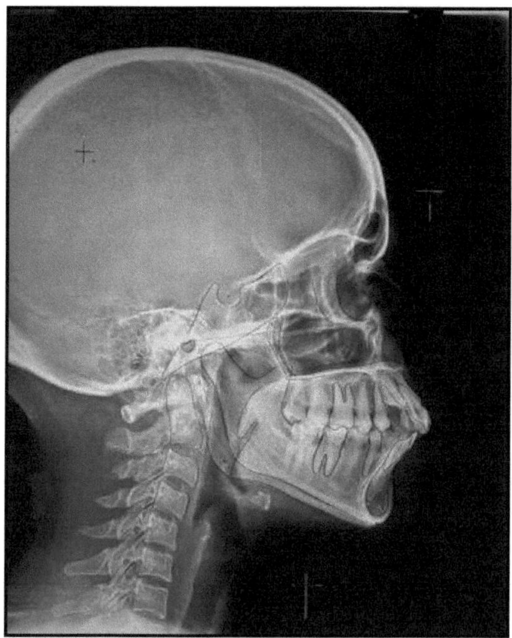

Figura 3.9: Cefalograma lateral mostrando mordida aberta anterior em pacientes com hábito de sucção do polegar

5. **Aumento do overjet e da sobremordida:** A sucção do polegar também pode fazer com que os incisivos centrais superiores se inclinem para baixo e os incisivos inferiores se inclinem para baixo, resultando num aumento da sobressaliência e numa má oclusão por mordida aberta anterior (Figura 3.10), uma vez que o polegar se apoia neles durante a sucção.[30] A posição do polegar ou dos dedos durante a sucção pode acelerar o crescimento do maxilar superior e abrandar o crescimento do maxilar inferior, criando um overjet.[31]

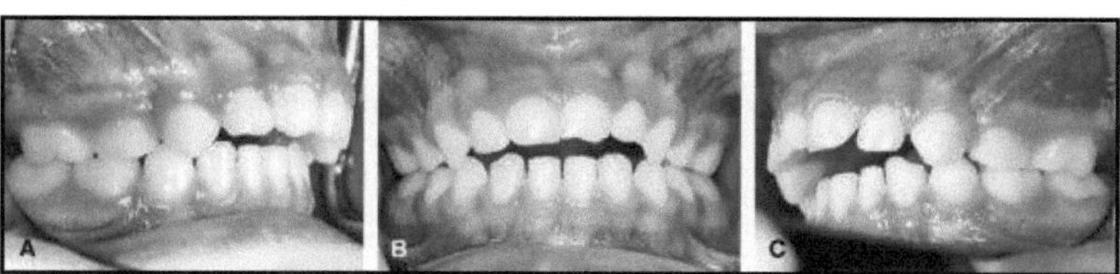

Figura 3.10: Caso típico de crianças com hábitos dentários prolongados. Notar a mordida aberta anterior e o grande overjet.

6. **Arco palatino alto** e sensibilidade do céu da boca devido à posição e grau de colocação do polegar e à quantidade de pressão exercida durante a colocação do

polegar. A pressão constante exercida pelo polegar ou pelos dedos durante a sucção pode causar um palato alto e estreito (Figura 3.11).

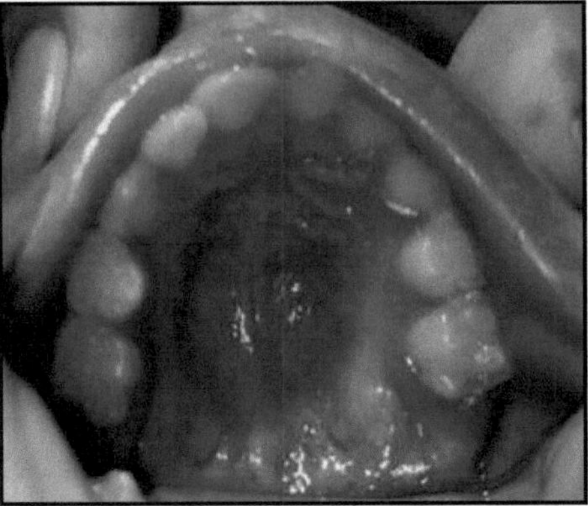

Figura 3.11: Arco palatino alto como resultado do hábito de chupar o polegar

7. **Efeitos na colocação e função dos lábios:** As crianças com hábito de sucção do polegar desenvolvem frequentemente o hábito de empurrar a língua devido a um mecanismo compensatório (Figura 3.12). Pode observar-se uma atividade exagerada do músculo mentalis devido ao esforço do lábio inferior para conseguir selar o lábio superior. O lábio superior hipotónico e o lábio inferior hiperativo são caraterísticas comuns[28] (Figura 3.13).

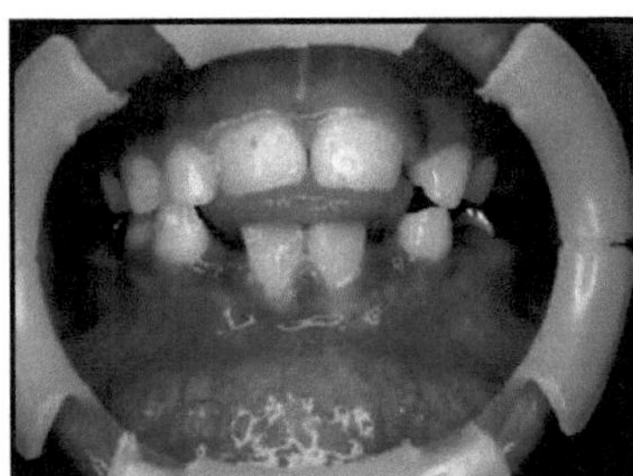

Figura 3.12: Impulso anterior da língua devido a um mecanismo de compensação

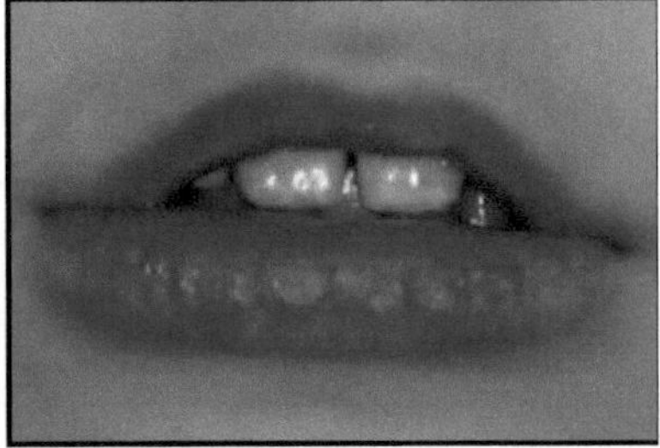

Figura 3.13: Lábios incompetentes devido ao hábito

8. **Efeitos no dígito:** O polegar é mais limpo devido ao uso frequente da boca. A irritação constante dos dentes pode causar lesões no polegar, lesões queratóticas na pele (Figura 3.15) e pode levar à formação de um calo nas unhas (Figura 3.14).[5]

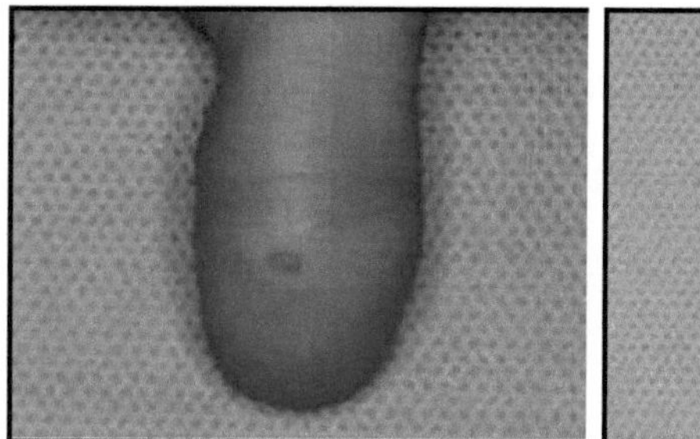
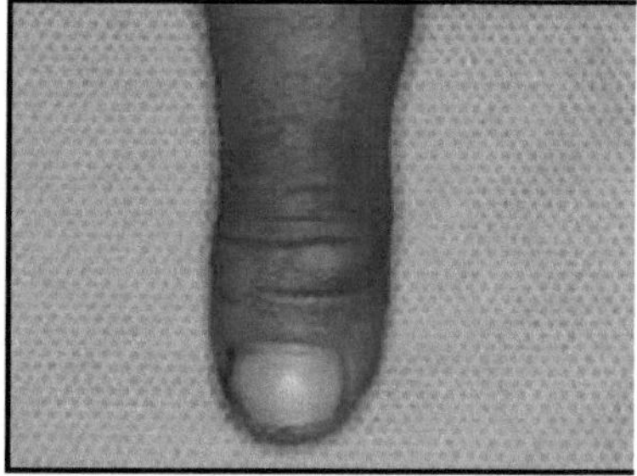

Figura 3.14: (A) Formação de calo no polegar. (B) O lado da polpa do polegar utilizado para sucção, que assenta nos bordos incisais, apresenta lesões causadas pela fricção contínua dos incisivos.

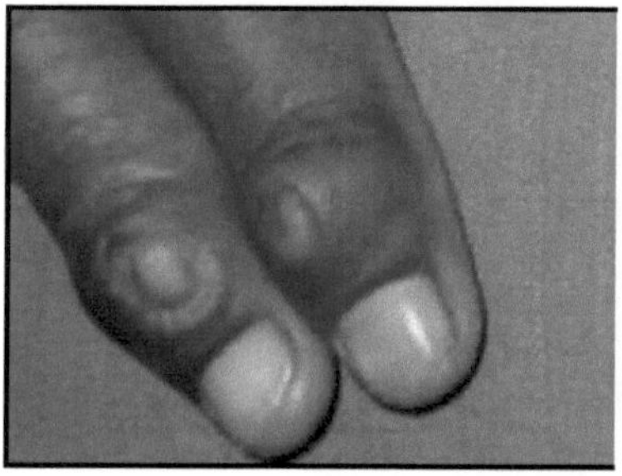
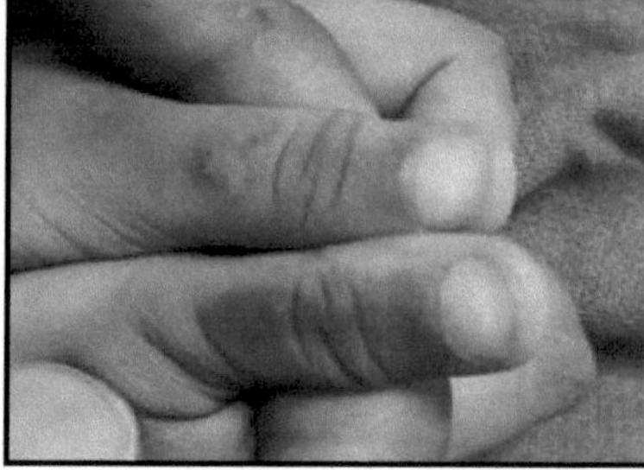

Figura 3.15: Lesões queratósicas na pele do polegar

As variáveis cefalométricas lineares e angulares são medidas para avaliar os efeitos da sucção dos dígitos na morfologia da maxila, da mandíbula e da base do crânio, medindo a angulação dos incisivos, os comprimentos maxilar e mandibular, a base do crânio e as medidas da altura vertical para avaliar o prognatismo, as variações sagitais e transversais no esqueleto dentofacial. Foram observadas algumas diferenças significativas, que podem ser razoavelmente atribuídas à sucção dos dígitos.[22]

A fisiopatologia do hábito de chuchar no dedo e os seus efeitos na face e na oclusão são explicados no fluxograma[28] (Figura 3.16)

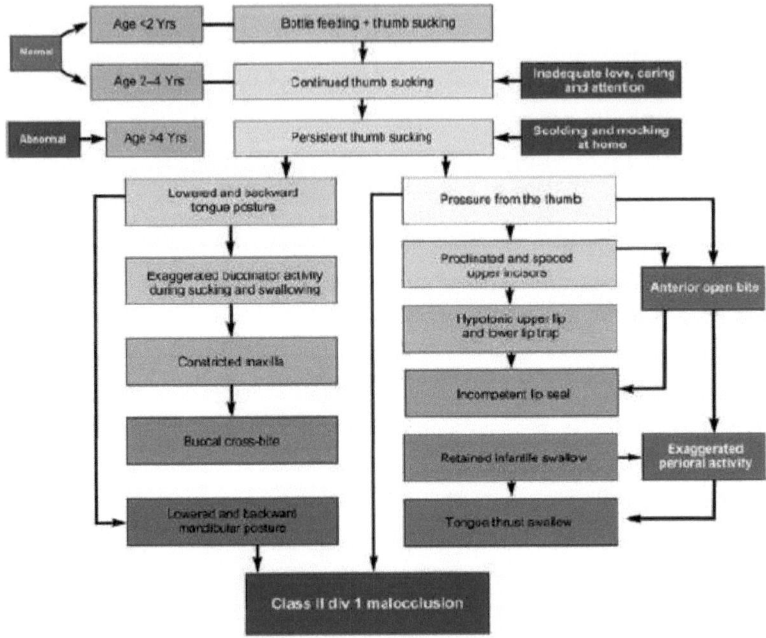

Figura 3.16: Fisiopatologia da má oclusão de classe II divisão 1 induzida pela sucção do polegar e deglutição com impulso da língua.

RESPIRAÇÃO BUCAL

Desde o momento do nascimento, a respiração nasal é uma situação vital elementar para o ser humano. A alteração dos padrões respiratórios e a aquisição da respiração bucal vicariante é uma adaptação funcional que resulta em modificações não só nos órgãos e aparelhos diretamente envolvidos, mas também na dinâmica corpórea como um todo.[32]

A respiração nasal associada às funções normais de mastigação e deglutição e à postura da língua e dos lábios proporciona uma ação muscular correta, estimulando o crescimento facial e o desenvolvimento ósseo adequados.[33] A morfologia dentofacial pode ser alterada por disfunções, como a obstrução nasorrespiratória, dependendo da magnitude, duração e tempo de ocorrência.[34] Quando a respiração nasal é perturbada por hipertrofia de adenóides e amígdalas, rinite, desvio de septo nasal, entre outros, há prevalência de respiração bucal.[35,36]

A respiração bucal é um dos hábitos orais deletérios mais comuns em crianças. (Figura 4.1) Resulta frequentemente da obstrução das vias aéreas superiores, fazendo com que o ar entre total ou parcialmente através da cavidade oral.[37] Pode levar a alterações posturais, como a posição baixa da mandíbula, a posição elevada da cabeça, a postura baixa do osso hioide e a posição anterior inferior da língua.

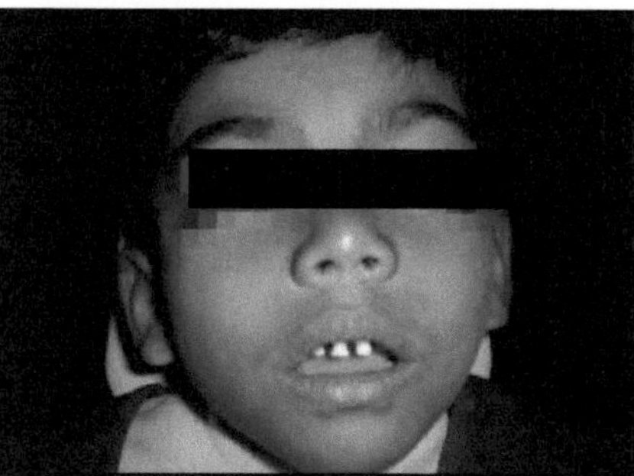

Figura 4.1: Criança com hábito de respiração bucal

A respiração bucal foi definida por vários autores como:

Chacker (1961)[38] : Exposição prolongada ou contínua dos tecidos das zonas anteriores da boca aos efeitos de secagem do ar inspirado.

Sassouni (1971)[38] : Respiração habitual pela boca em vez do nariz.

Merle (1980)[39] : Utilizou o termo respiração oro-nasal em vez de respiração bucal.

CLASSIFICAÇÃO

Ao longo do tempo, foram criadas várias classificações de hábitos com base na etiologia ou fisiopatologia do hábito. Algumas delas são:

De acordo com Sim e Finn em 1987[40]	
Obstrutivo:	Aumento da resistência ou obstrução completa do fluxo de ar normal através da passagem nasal
Habitual:	Por uma questão de hábito ou persistência do hábito mesmo após a eliminação da causa obstrutiva
Anatómico:	cujo lábio superior curto não permite o fecho sem esforço excessivo. • Bloqueio total: As passagens nasais estão completamente bloqueadas. • Bloqueio parcial (Figura 4.2).

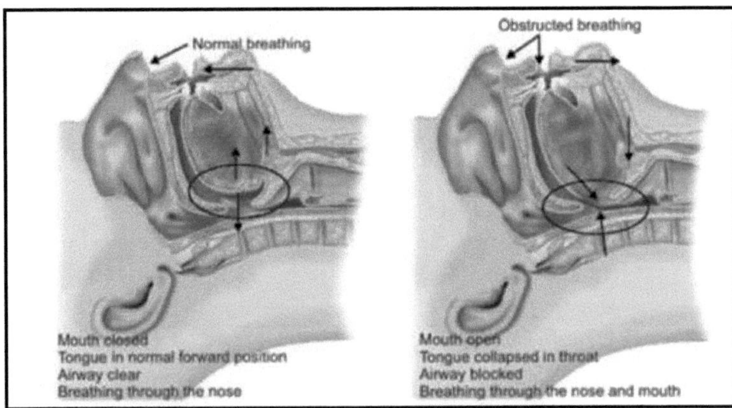

Figura 4.2: Diferença entre respiração normal e obstrutiva.

Em função das posturas:[41]	
Classe A:	crianças respiradoras bucais com problemas posturais críticos que necessitam de cuidados de reabilitação da coluna vertebral

Classe B:	crianças respiradoras bucais com alterações moderadas da postura normal
Classe C:	crianças que respiram pela boca e têm a postura ligeiramente afetada
Foram igualmente propostas duas outras classes:	
Classes D e E:	respiradores nasais com postura ligeiramente alterada

ETIOLOGIA

A etiologia da respiração bucal é multifatorial. A respiração oral é maioritariamente causada por obstrução nasal. A obstrução nasal pode resultar de causas congénitas ou pós-natais e pode amplificar a resistência ao fluxo de ar e prejudicar as respostas de sucção e deglutição, com riscos acrescidos de aspiração ou de situações de dificuldade respiratória mais graves e ameaçadoras. Além disso, a obstrução nasal altera o fluxo "trófico" de informação sensorial para o cérebro olfativo.

1. **Obstrução nasal**: Que é normalmente causada por[40]
- *Turbilhão alargado:* Pode dever-se a: alergias, infecções crónicas da membrana mucosa, rinite atrófica, condições climáticas quentes e secas, ar poluído.
- *Hipertrofia do tecido linfoide da faringe (adenóides):* A infeção repetida resulta no crescimento excessivo de massas linfóides que bloqueiam as narinas posteriores, tornando necessária a respiração pela boca.
- *Defeitos intranasais:* Desvio do septo nasal, subluxação do septo, espessura do septo, esporões ósseos, pólipos.
- *Rinite alérgica:* As infecções contínuas e as toxinas das bactérias podem sensibilizar o tecido para desenvolver reacções alérgicas.
2. **Lesões traumáticas**: na cavidade nasal, que podem causar desvio do septo nasal em casos de traumatismo da face, fracturas da região orofacial, incluindo a ponte nasal, etc.[5]
3. **Padrão genético**: as crianças ectomorfas com um tipo genético de face e nasofaringe afiladas são propensas à obstrução nasal.[5]

A causa mais comum da respiração bucal é a presença de obstáculos na região nasofaríngea, o que aumenta a resistência nasal. As formas mais extremas são devidas a laringomalácia congénita, atresia bilateral das coanas ou defeitos oronasais associados à síndrome de Pierre Robin.[40]

As formas menos extremas envolvem estenose coanal, atresia coanal unilateral ou defeitos do septo nasal relacionados com fenda palatina. Outras causas mecânicas, como as devidas a massas de tecido obstrutivo (hipertrofia adenoideia e/ou amigdalina), prevalecem durante o desenvolvimento tardio. As formas obstrutivas mais benignas e de curta duração resultam da acumulação da mucosa devido a infecções neonatais ou rinite alérgica.[42] Os defeitos intranasais, como o desvio do septo nasal, esporões ósseos ou pólipos, também podem causar respiração bucal.[38]

ALTERAÇÕES DENTO-FACIAIS NO HÁBITO DE RESPIRAR PELA BOCA

Em 1981, Harvold et al.[43] realizaram uma experiência clássica de respiração oral em macacos rhesus. Construiu modelos de respiração bucal em macacos rhesus, obstruindo as vias nasais com tampões de silicone. O macaco com tampões nasais tinha de respirar pela boca. Depois de comparar a aparência facial e a oclusão dos animais experimentais e de controlo, verificou que os macacos rhesus com obstrução nasal mantinham uma posição mais baixa da mandíbula, um plano mandibular mais inclinado e um aumento da altura facial. As alterações morfológicas maxilofaciais ocorrem porque a respiração bucal resulta em mudanças adaptativas nos lábios, na língua e na mandíbula, que repercutem nas alterações esqueléticas por meio de respostas neuromusculares. Essas mudanças mostraram padrões de adaptações dentofaciais dependentes do modo de respiração.[37]

Solow e Kreiborg (1977) apresentaram a teoria do estiramento dos tecidos moles, na qual sugerem que a obstrução das vias respiratórias é um fator causal importante na determinação da morfologia facial e da postura da cabeça.[28] (Figura 4.3)

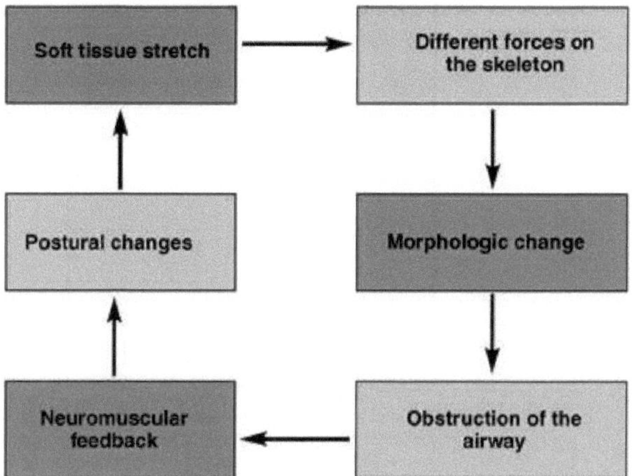

Figura 4.3: Teoria do estiramento de Solo e Kreiborg ilustrando o desenvolvimento da respiração bucal.

Os pacientes respiradores bucais apresentam sintomas caraterísticos intra-orais e extra-orais.[40] A obstrução nasal de longa duração tem efeitos adversos na morfologia craniofacial durante os períodos de rápido crescimento facial, mais ainda em crianças com padrão facial dolicocefálico. Uma resistência nasal duas a três vezes superior à normal seria suficiente para alterar o padrão de respiração de nasal para oral, especialmente durante a noite, quando a pessoa está em posição supina. Os casos limítrofes diurnos podem tornar-se respiradores orais durante a noite.

No período entre 1970 e 1980, Linder Aronson relatou a relação entre a respiração bucal e a aparência craniofacial, incluindo face longa, mordida aberta anterior, sobressaliência e mordida cruzada posterior.[28]

1. **Efeito na face**[44] (Figura 4.4):
   - Os lábios ficam frouxos e abertos
   - Lábio superior curto
   - A ação de moldagem do lábio superior sobre os incisivos é perdida, resultando assim em proclinação e espaçamento.
   - Lábio inferior: pesado e evertido.
   - A língua fica suspensa entre as arcadas superior e inferior, resultando na constrição do segmento bucal.
   - Aumento do ângulo do plano mandibular.
   - Maxila e mandíbula retrognáticas.

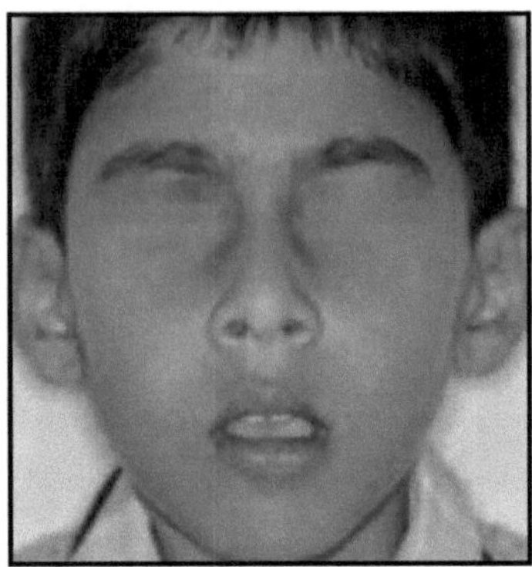

Figura 4.4: Efeito no rosto de pacientes com hábito de respiração bucal

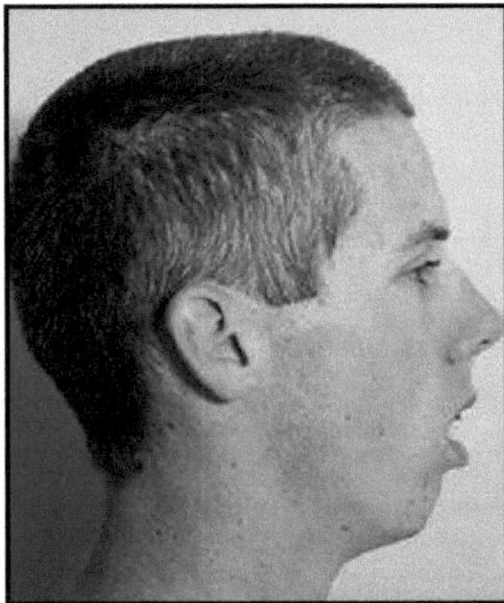

Figura 4.5: Altura excessiva da face anterior inferior e postura labial incompetente evidente em doentes com hábito de respiração bucal prolongada

A fácies adenoideana foi o termo cunhado por C. V. Tomes (1872) para descrever as alterações dentofaciais associadas à obstrução crónica das vias aéreas nasais. (Figura 4.6) A respiração oral também leva a uma erupção vertical excessiva dos dentes vestibulares em resposta a uma falta de contactos oclusais. Os dentes excessivamente erupcionados exercem um vetor de força descendente sobre a mandíbula, fazendo com que o maxilar inferior rode para baixo e para trás no sentido dos ponteiros do relógio, causando um aumento da altura anterior da face inferior (Figura 4.7), associado a uma rotação desfavorável da mandíbula no sentido dos ponteiros do relógio, numa direção mais vertical e posterior, mordida aberta, mordida cruzada vestibular e retrognatia. A obstrução resultante da hipertrofia das amígdalas apresenta frequentemente um padrão esquelético de Classe III, que se distingue pela displasia sagital da maxila e pela protrusão mandibular.[28] (Figura 4.8)

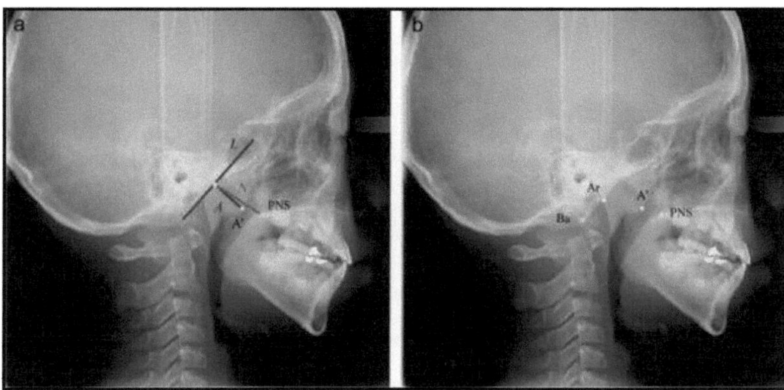

Figura 4.6: A' é o ponto de convexidade máxima ao longo da margem inferior da sombra adenoideia; PNS é o bordo superior posterior do palato duro; Ba é o ponto mais inferior-posterior da margem do forame magno; Ar é a intersecção da superfície inferior da base do crânio com as superfícies posteriores médias dos côndilos mandibulares; o segmento de linha L é traçado ao longo da parte reta da margem anterior do basioccipital; o segmento de linha A indica o tamanho da adenoide; o segmento de linha N indica o tamanho do espaço nasofaríngeo

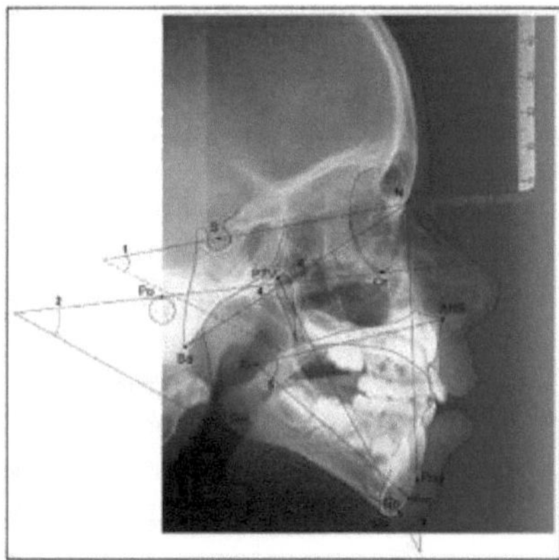

Figura 4.7: Mostrando a altura anterior da face mais baixa associada à rotação desfavorável da mandíbula no sentido horário

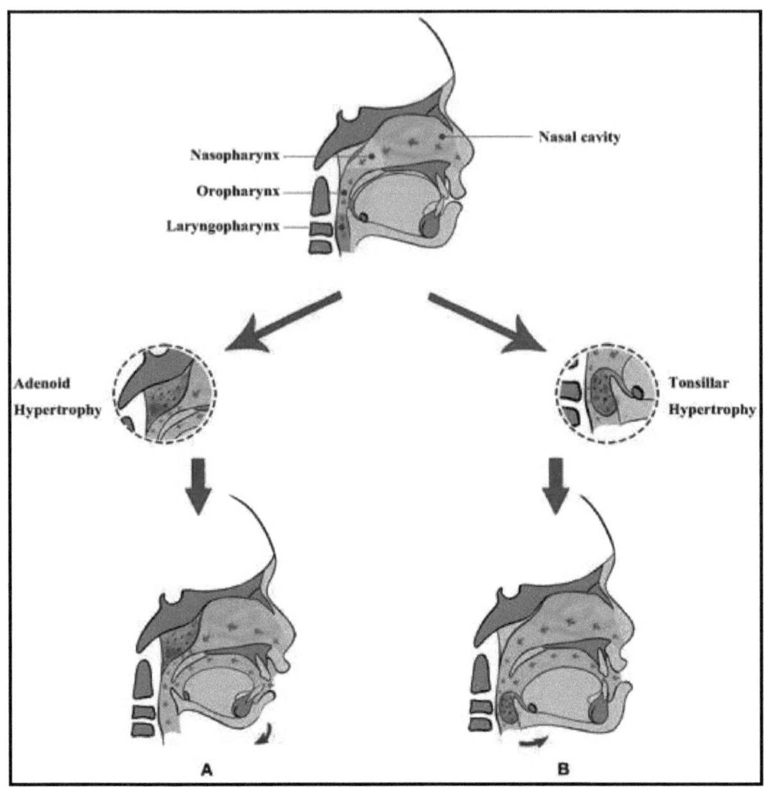

Figura 4.8: A respiração bucal resultante da hipertrofia adenoideia ou da hipertrofia amigdalina pode ter um impacto diferente no desenvolvimento dentofacial das crianças. (A) A hipertrofia das adenóides pode levar a uma má oclusão de Classe II com um aumento da sobressaliência e uma mandíbula rodada no sentido dos ponteiros do relógio. (B) A hipertrofia das amígdalas pode resultar em protrusão mandibular, má oclusão de Classe III e tendência para mordida cruzada dos dentes anteriores.

Iwasaki et al.[45] dividiram 64 crianças em dois grupos por ANB para explorar as caraterísticas maxilofaciais afectadas por factores obstrutivos das vias aéreas superiores. Esse estudo indicou que as amígdalas hipertróficas com a postura anterior da língua podem induzir a protrusão mandibular. Em outro estudo,[46] , foram coletadas radiografias cefalométricas laterais de 226 crianças, que agruparam as crianças por diferentes categorias de fatores obstrutivos: adenoide, amígdalas e ambos os tecidos acima. Verificou-se que as crianças com hipertrofia isolada das tonsilas palatinas apresentavam uma mandíbula mais horizontalizada em comparação com as crianças obstruídas apenas por adenoides, e a posição da mandíbula era mais para frente, o que era consistente com a ocorrência de má oclusão com a mesma causa.

2. Efeito na oclusão dos dentes[44]

- Proclinação dos anteriores justificada pela interposição do lábio inferior hipertónico entre os incisivos superiores e inferiores, provocando labioversão dos incisivos superiores. Koski relatou que os incisivos inferiores apresentavam retroinclinação em relação ao plano mandibular em pacientes com adenoide hipertrófica.[47]
- Relação distal da mandíbula com a maxila.
- Os anteros inferiores supra-erupcionam para tocar os tecidos palatinos.
- Mordida cruzada posterior.
- Mordida aberta anterior.

A maxila e a mandíbula eram mais retrognatas no grupo de respiradores bucais. A maxila era mais retrognata devido à obstrução das vias aéreas superiores resultante da hipoplasia do seio maxilar e do estreitamento das cavidades nasais. As larguras estreitas do palato e do crânio também estão associadas. Isto deve-se à posição baixa da língua para permitir uma entrada adequada de ar pela boca. Assim, um desequilíbrio das forças exercidas pela língua e pela musculatura facial sobre a maxila leva a uma arcada maxilar contraída. Pode haver um alargamento dos incisivos e uma diminuição da sobreposição vertical dos dentes anteriores.[48] (Figura 4.9)

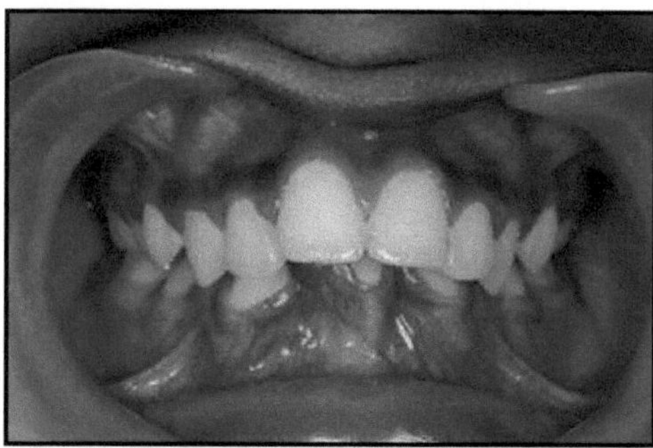

Figura 4.9: Sobreposição vertical dos dentes anteriores mandibulares em pacientes respiradores bucais

Os estudos confirmam que a má oclusão de classe II está mais frequentemente relacionada com pacientes que respiram pela boca.[49] Angle, Huber, Reynolds e Moyers referem que a respiração oral tem um impacto no desenvolvimento de todas as classes de más oclusões. Amígdalas aumentadas podem forçar a criança a posicionar a mandíbula e a língua muito para a frente para facilitar a respiração, levando à oclusão de classe III.[50] (Figura 4.10)

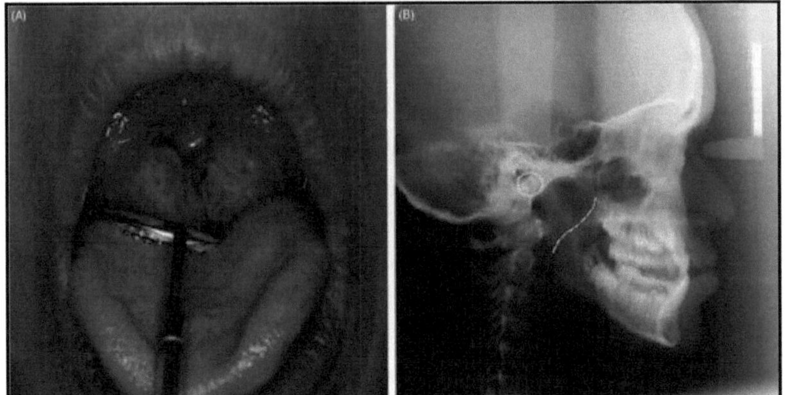

Figura 4.10: (A) Amígdalas aumentadas. (B) O cefalograma mostra obliteração completa da via aérea superior devido a amígdalas e adenóides aumentadas, com proclinação dos incisivos inferiores sugestiva de má oclusão de classe III. A linha cinzenta é sugestiva da via aérea superior, que está bloqueada.

A visão tradicional é de que as crianças com respiração bucal frequentemente apresentam um perfil facial esquelético de Classe II, caracterizado por protrusão maxilar e retrusão mandibular, além de rotação da mandíbula no sentido horário, aumento da altura anterior inferior, lábio superior protruso, vedamento labial incompetente, alargamento nasal e abóbada palatina alta. Uma revisão sistemática de 19 estudos comparou dados cefalométricos de crianças e adolescentes com respiração oral e nasal. Houve evidências de que a maxila e a mandíbula retrognatas estão mais presentes em respiradores bucais, e eles tendem a ter um ângulo aumentado do plano mandibular, bem como uma mandíbula em rotação para baixo e para trás.[51] A posição dos dentes, do tamanho da mandíbula e dos lábios é determinada pelo equilíbrio de forças entre a língua, no interior, e os lábios, no exterior. Numa posição de boca aberta, a língua não está fechada dentro dos maxilares e, por isso, a pressão dos lábios empurra o maxilar e os dentes para dentro. Esta situação agrava-se gradualmente até que, na adolescência, a deformidade é quase grave.[37]

3. Efeitos no palato

De acordo com a "teoria da compressão", proposta por Norland (1918)[52], a constrição da arcada maxilar está relacionada com a postura abaixada da língua, que ocorre devido à obstrução nasal para facilitar a respiração. Uma língua abaixada é menos capaz de equilibrar as pressões laterais dos músculos das bochechas sobre o arco maxilar. O diferencial de pressão através do palato duro na ausência de fluxo de ar nasal contribui ainda mais para um palato duro estreito e arqueado. (Figura 4.11) Como a pressão na área dos pré-molares e molares é maior do que na área dos caninos, as alterações na região posterior são maiores.

Segundo Subtelny,[53] o palato profundo nos respiradores bucais é uma ilusão devido à compressão do maxilar superior. Brodie pensa que a compressão do maxilar se deve a um desequilíbrio entre os músculos da bochecha e os músculos da língua.

Além disso, uma abóbada palatina alta é uma das caraterísticas mais comuns em pacientes respiradores bucais, tendo sido demonstrado que a altura palatina na região molar era 11% maior em crianças respiradoras bucais do que naquelas que respiram pelo nariz. Tal como a má oclusão, os padrões esqueléticos apresentam-se de forma dissemelhante com diferentes factores etiológicos.[54]

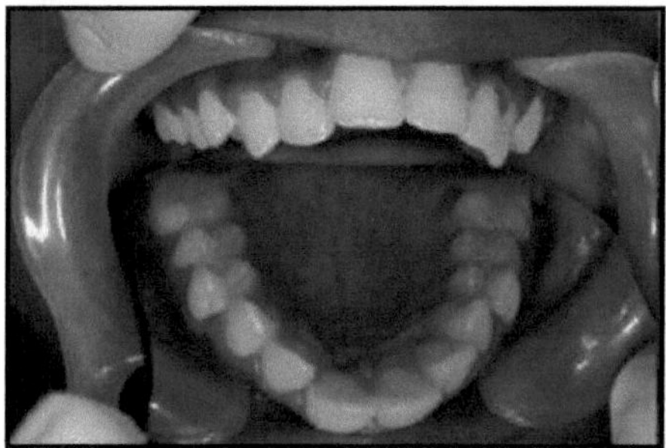

Figura 4.11: Arco palatino alto como resultado do hábito de respiração bucal.

4. Efeito na gengiva

Os tecidos gengivais mostram que a humidade e a secagem constantes da gengiva causam irritação, a saliva sobre a gengiva exposta tende a acumular detritos, resultando num aumento da população bacteriana.[39]

5. Efeito no lábio

Estes doentes apresentam frequentemente uma postura de lábios afastados, embora a postura de lábios afastados não deva ser considerada patognomónica de obstrução nasal. Ao sorrir, muitos deles revelam grandes quantidades de gengiva, produzindo o "sorriso de goma". As crianças que respiram pela boca têm um lábio superior curto, espesso e incompetente e um lábio inferior volumoso e enrolado.[48] (Figura 4.12)

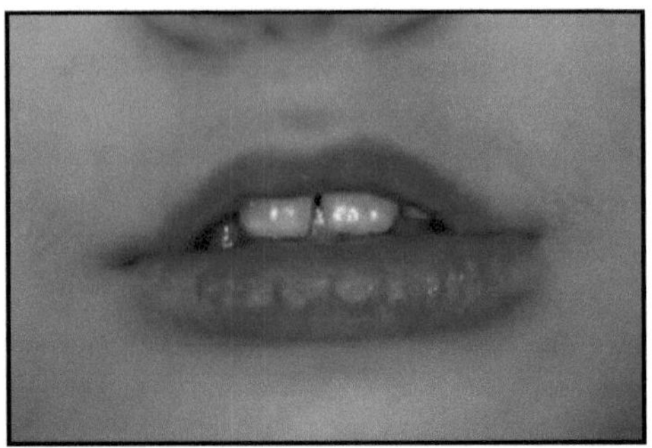

Figura 4.12: Lábio superior incompetente e lábio inferior volumoso

6. Efeito na fala

As anomalias das estruturas orais e nasais podem comprometer seriamente o desempenho da fala. Observa-se um tom de voz nasalado.[48]

7. Efeito nas narinas externas

A obstrução prolongada das vias respiratórias nasais pode levar a uma atrofia por desuso da cartilagem lateral. O resultado é uma narina externa em forma de fenda com um nariz estreito.[48]

8. Outros efeitos

Pode levar a otite média. O músculo palatoglosso está ativo no caso dos respiradores nasais, enquanto a atividade do elevador do palato é menor quando a respiração nasal é comparada com a respiração oral. O olfato e o paladar também se encontram embotados. A ocorrência de halitose é elevada nas crianças com respiração bucal. A respiração bucal irrita a mucosa, e estas crianças têm frequentemente amígdalas e adenóides inchadas, uma das principais causas de obstrução das vias aéreas superiores, perturbações do sono e apneia do sono.[55] (Figura 4.13)

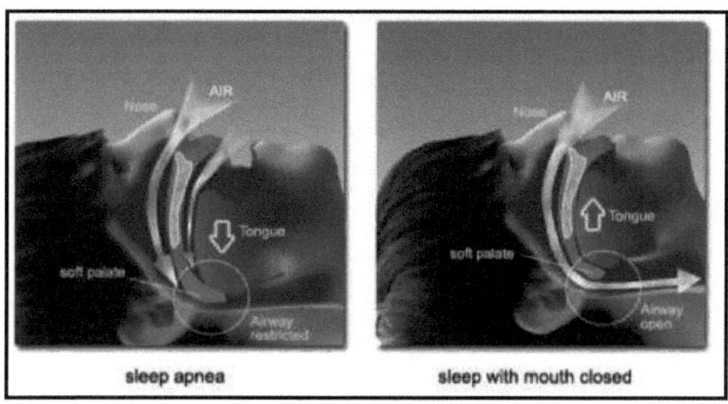

Figura 4.13: Apneia do sono em crianças

FISIOPATOLOGIA DA RESPIRAÇÃO PELA BOCA APÓS REDUÇÃO DA RESPIRAÇÃO PELO NARIZ [28]

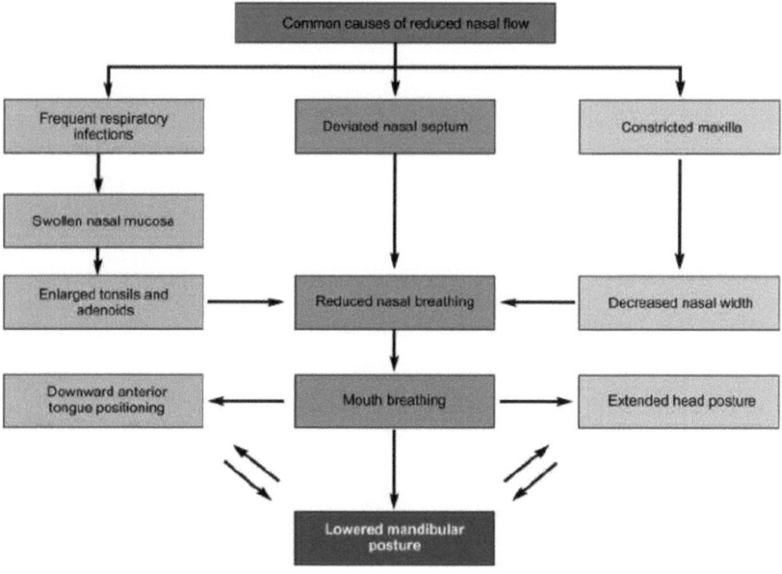

O hábito de respirar pela boca em vez do nariz é um problema exclusivamente atual nos dias de hoje. Apesar do desenvolvimento da medicina e dos instrumentos contemporâneos de diagnóstico precoce, a percentagem de crianças com respiração bucal está a aumentar. Os sintomas clínicos são diversos no que respeita à gravidade, dependendo da duração da respiração oral. Se não forem tratados, as deficiências de desenvolvimento progridem e, consequentemente, a gravidade das alterações estruturais no corpo aumenta. Impacto da respiração oral - desenvolvimento facial, alinhamento, funcionamento e crescimento do corpo

Uma equipa multidisciplinar deve trabalhar para um diagnóstico precoce e tratamento adequado, prevenindo as perturbações consequentes da respiração oral crónica. Como a obstrução das vias aéreas superiores é um obstáculo ao desenvolvimento dentofacial normal, as crianças respiradoras bucais merecem atenção imediata, antes que o crescimento tenha progredido de forma irreversível. O reconhecimento precoce de tais padrões faciais pode ser utilizado para identificar os indivíduos com comprometimento respiratório que são susceptíveis de desenvolver tais tipos de más oclusões. [56]

Por conseguinte, é necessário um esforço conjunto de pedodontistas, ortodontistas, otorrinolaringologistas e pediatras para reduzir os efeitos prejudiciais contínuos das deficiências respiratórias nas caraterísticas faciais .[57]

LÍNGUA A EMPURRAR

A língua é um órgão muscular poderoso que exerce uma enorme pressão durante a deglutição em intervalos frequentes, 24 horas por dia, tanto durante o sono como durante o dia.[28] Desempenha um papel importante na respiração, mastigação, deglutição e fala. Na deglutição normal, a ponta da língua repousa na parte lingual da área dentoalveolar anterior do maxilar; os dentes entram em contacto momentâneo e há uma contração mínima dos músculos periorais, que é mínima durante a deglutição e a deglutição, e não há um impulso da língua nem uma postura constante para a frente.[58]

O impulso da língua é um padrão de deglutição predominante nos bebés. Por volta dos -24 anos de idade-, desenvolve-se uma deglutição funcionalmente madura.[58] Este hábito também tem sido chamado de deglutição desviada, deglutição desviante, deglutição invertida, deglutição pervertida, distúrbio miofuncional oral, deglutição visceral, padrão de deglutição infantil e deglutição anormal.[59]

No hábito de empurrar a língua, uma língua de tamanho normal ou demasiado desenvolvida empurra-se entre os dentes superiores e inferiores sempre que o doente engole, produzindo uma mordida aberta anterior. (Figura 5.1) Por vezes, o doente deixa a língua repousar no espaço aberto da mordida entre o ato de deglutição, impedindo o fecho da mordida. O impulso da língua também permite a supra-erupção dos molares, uma condição que complica ainda mais o problema da correção da mordida aberta, mesmo que os hábitos de impulso da língua tenham sido corrigidos.[28]

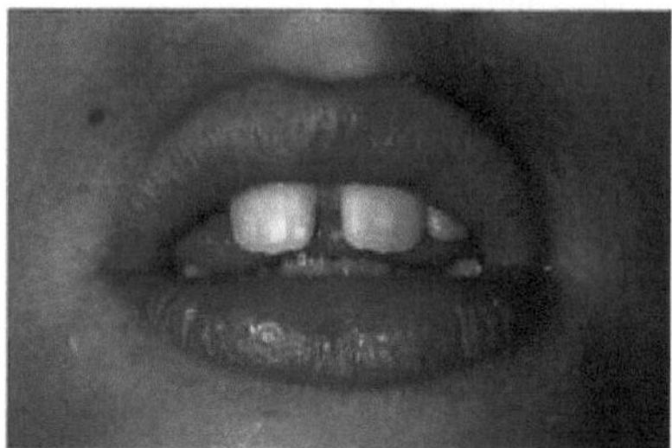

Figura 5.1: Criança a praticar o ato de empurrar a língua

O impulso da língua é normal no recém-nascido, em que a língua fica entre as almofadas gengivais e a mandíbula é estabilizada pelos músculos faciais durante a deglutição. Isso desaparece gradualmente com a erupção da dentição primária. A deglutição madura normal mostra o posicionamento da língua no alto do palato, atrás dos incisivos superiores, e nenhuma atividade dos lábios e das bochechas durante a deglutição. Um padrão de deglutição transitório é visto na dentição mista, quando alguns dentes decíduos estão perdidos e os permanentes ainda não erupcionaram ou estão a erupcionar. Este tipo de deglutição é auto-corretivo.[59]

Rix (1953) reconheceu dois tipos de comportamento linguístico nitidamente contrastantes:[28]

- O comportamento não dispersivo da língua. Os casos em que a língua não avança para exercer qualquer força sobre a superfície lingual dos incisivos superiores e inferiores. Os lábios podem ou não contrair-se excessivamente. Os incisivos superiores e inferiores estão verticalizados ou retroinclinados.
- Comportamento dispersivo da língua. Os casos em que as acções da língua e dos lábios estão associadas a uma dispersão das relações entre os incisivos superiores e inferiores.

O hábito de empurrar a língua é definido por diferentes autores ao longo de um período de tempo como:

Proffit[6] : Colocação da ponta da língua para a frente entre os incisivos durante a deglutição.

Norton & Gellin (1978)[6] : Condição em que a língua se projecta entre os dentes anteriores e posteriores durante a deglutição, com ou sem afetar a posição dos dentes.

Tulley (1969)[60] : O impulso da língua é o movimento para a frente da ponta da língua entre os dentes para se encontrar com o lábio inferior durante a deglutição e nos sons da fala, de modo a que a língua se torne interdental.

Boucher (1963)[4] : definiu o impulso da língua como o impulso da língua entre os dentes anteriores, especialmente na fase inicial da deglutição. É frequentemente combinada com um estado de colocação da língua entre os dentes na posição de repouso, o que pode inibir a erupção normal e produzir uma mordida aberta.

Braucer (1965)[61] : Considerava-se que existia um impulso da língua se a língua fosse observada a empurrar-se entre, e os dentes não se fechassem em oclusão cêntrica durante a deglutição.

Barber (1975)[61] : O impulso da língua é um padrão de hábito oral relacionado com a persistência de um padrão de deglutição infantil durante a infância e a adolescência, produzindo assim uma mordida aberta e uma protrusão dos segmentos dentários anteriores.

Schneider (1982)[6] : O impulso da língua é um posicionamento para a frente da língua entre os dentes anteriores e contra o lábio inferior durante a deglutição.

CLASSIFICAÇÃO

Ao longo do tempo, foram derivadas várias classificações de hábitos com base na sua etiologia ou fisiopatologia. Algumas delas são:

De acordo com Profitt (1990)[4]	
Fisiológico:	compreende a deglutição normal com impulso da língua na infância
Habitual:	a deglutição com impulso da língua está presente como um hábito mesmo após a correção da má oclusão.
Funcional:	quando o mecanismo de impulso da língua é um comportamento adaptativo desenvolvido para conseguir um selamento oral; pode ser agrupado como funcional.
Anatómico:	uma pessoa com a língua aumentada pode ter uma postura anterior da língua.

De acordo com Backlund (1963):[6]	
Impulso anterior da língua:	Impulso anterior forte.
Impulso posterior da língua (Lateral):	Impulso lateral em caso de falta de dentes.

De acordo com Pickett (1966):[6]	
Adaptativo:	A língua adapta-se a uma mordida aberta causada pela falta de dentes.
Transitório:	A língua é apresentada apenas durante um curto período de tempo.
Habitual:	Devido à posição postural, a um hábito ou a uma mordida aberta.

De acordo com Moyers (1955):[4]	
Uma simples passagem de língua:	Um impulso com uma deglutição de dentes juntos, geralmente apresenta uma abertura da boca que demonstra uma mordida aberta anterior bem circunscrita e dentes posteriores numa interdigitação estável. Está associada a um hábito de dígito e pode persistir depois de o hábito de dígito ter desaparecido.
Impulso de língua complexo:	Ocorre com uma deglutição de dentes separados. A má oclusão observada exibe uma mordida aberta generalizada e um mau ajuste oclusal posterior. Caraterísticas clínicas - contração do

	lábio mental e da musculatura facial, dentes mandibulares e maxilares não em contacto e a língua mantida entre os dentes.
Retenção de deglutição infantil:	Situação que se verifica quando não ocorre a transição para uma função linguística madura.

De acordo com D. James, S. Braner e Holt[62]	
Tipo I:	Impulso da língua que não se deforma
Tipo II:	Deformação do impulso anterior da língua • Subgrupo 1: Mordida aberta anterior • Subgrupo 2: Proclinação anterior • Subgrupo 3: Mordida cruzada posterior
Tipo III:	Deformação do impulso lateral da língua • Subgrupo 1: Mordedura aberta posterior • Subgrupo 2: Mordida cruzada posterior • Subgrupo 3: Sobremordida profunda
Tipo IV:	Deformação do impulso anterior e lateral da língua • Subgrupo 1: Mordida aberta anterior e posterior • Subgrupo 2: Proclinação dos dentes anteriores • Subgrupo 3: Mordida cruzada posterior

ETIOLOGIA[63]

Fletcher propôs os seguintes factores como sendo a causa do impulso da língua:

1. ***Fator genético ou hereditário:*** Existe uma complexidade de factores que podem predispor uma criança para este hábito, como uma arcada palatina extremamente alta e estreita, um desequilíbrio entre o número e o tamanho dos dentes e o tamanho da cavidade oral. São variações anatómicas ou neuromusculares específicas na região orofacial que podem precipitar o impulso da língua. Por exemplo, a atividade hipertónica do músculo orbicular.
2. ***Comportamento aprendido (hábito):*** A tração da língua pode ser adquirida como um hábito. Seguem-se alguns dos factores predisponentes que podem levar à língua presa
   - Alimentação incorrecta com biberão
   - Sucção prolongada do polegar
   - Infecções prolongadas das amígdalas e do trato respiratório superior.
   - A duração prolongada da sensibilidade da gengiva ou dos dentes pode resultar numa alteração do padrão de deglutição para evitar a pressão sobre a zona sensível

3. ***Infecções:*** As infecções do trato respiratório superior, como a respiração bucal, a amigdalite crónica, as alergias, empurram a língua para a frente devido à dor e à diminuição do espaço, o que provoca uma deglutição com impulso da língua.

4. ***Práticas de alimentação:*** A alimentação prolongada com biberão e o padrão de deglutição inadequado têm sido atribuídos como um dos factores etiológicos do impulso da língua.

Maturação [63]

Deglutição infantil retida: Há uma quantidade considerável de evidências que sugerem que o impulso da língua é meramente uma retenção do mecanismo de sucção infantil. A deglutição infantil muda para uma deglutição madura quando os dentes decíduos posteriores começam a erupcionar. Por vezes, a maturação é atrasada e, assim, a deglutição infantil persiste durante um período de tempo mais longo. O impulso da língua resultante da deglutição infantil retida tem o pior prognóstico. [Figura 5.2]

Adaptabilidade funcional: A língua pode sobressair quando os incisivos estão ausentes. Após a perda dos dentes decíduos e antes da erupção completa dos incisivos permanentes, existe uma abertura natural para a língua. A ponta da língua pode sobressair para a área aberta durante a deglutição. Este facto pode desaparecer com a erupção dos incisivos centrais permanentes. O mesmo pode acontecer na região posterior durante a transição da dentição decídua para a permanente.

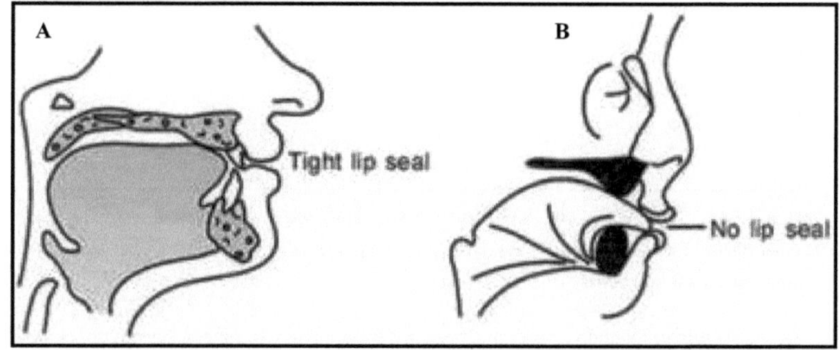

Figura 5.2: Etiologia do hábito de empurrar a língua - Deglutição infantil retida.

A. Deglutição do adulto maduro: A língua toca o palato anterior. Os lábios entram em contacto, formando um "lipseal" que cria uma pressão negativa no interior da cavidade oral. A mandíbula é estabilizada pelos músculos da mastigação.

B. Deglutição infantil: A língua sobressai entre as gumpads e entra em contacto com o lábio. Os lábios estão afastados. A mandíbula é equilibrada pelos músculos da expressão facial. Este tipo de deglutição amadurece quando os dentes erupcionam e entram em contacto e quando a criança começa a ingerir alimentos sólidos

Restrição mecânica:[63]

- Macroglossia: A língua grande limita o espaço na cavidade oral e força um impulso para a frente
- Amígdalas e adenóides aumentadas: Reduz o espaço disponível para o movimento da língua
- Arcos dentários constritos
- Perturbações neurológicas
- Palato hiposensível
- Deficiência motora moderada e perda de precisão na função oral
- Perturbação do controlo sensorial tátil e da coordenação
- Factores psicogénicos. As crianças que são forçadas a interromper outros hábitos orais, como chuchar no dedo, podem desenvolver o impulso da língua.

A forma simplificada de entender a correlação entre os diferentes hábitos orais e os seus efeitos é vista no fluxograma acima[63] [Figura 5.3].

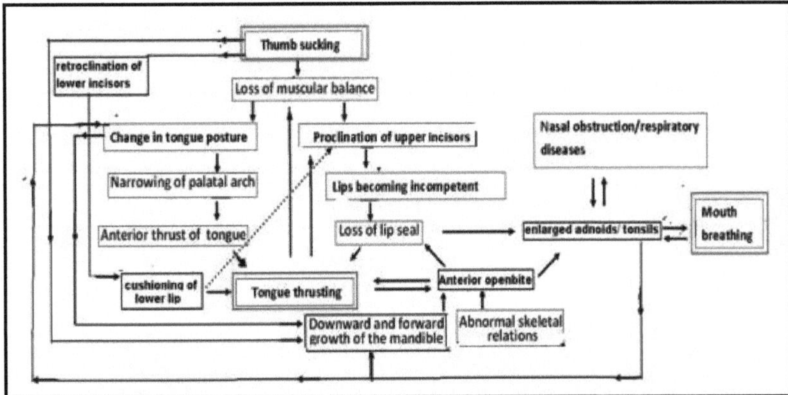

Figura 5.3: Fluxograma da indução de hábitos. A causa e o efeito de um hábito podem ser a indução do fator etiológico de outro hábito. Comece em qualquer ponto e siga as setas para saber como estes factores induzem um hábito a outro.

Dentição mista: Quando uma criança perde dentes decíduos, especialmente um canino ou um incisivo, a língua sobressai frequentemente para o espaço em repouso, durante a fala e a atividade de deglutição.[5]

Tendência para o preenchimento de espaços: Qualquer espaço à volta das arcadas dentárias não ocupado por dentes tende a ser preenchido pela língua, em parte devido a excursões exploratórias e em parte para impedir a saída de alimentos durante a deglutição.[5]

Alergias: As alergias que afectam o trato respiratório superior provocam os seus efeitos nas amígdalas e na adenoide, levando à respiração bucal e ao impulso da língua.[5]

Dieta mole: A frouxidão oral é encorajada com o consequente subdesenvolvimento dos músculos orofaciais.[5]

Trauma oral: Quando uma condição traumática persiste durante um período de tempo suficiente, os seus efeitos podem causar alterações no padrão de deglutição.[5]

Hábitos de sono: Alguns doentes que dormem de costas numa almofada baixa ou com a boca aberta, a língua repousa no arco mandibular e move-se para a frente contra os dentes durante a deglutição.[5]

Retenção de deglutição infantil

A transição do padrão de deglutição infantil para um comportamento de deglutição adulto ocorre após os 6 meses, com a erupção dentária. A deglutição infantil é mantida, sugerindo que a transição para um comportamento de deglutição adulto não ocorreu. A mordida aberta pode não se conformar apenas com o segmento anterior, estendendo-se aos segmentos vestibulares e, normalmente, ocluem apenas um molar em cada quadrante.

TIPO DE IMPULSO DA LÍNGUA

1. Simples movimentos de empurrar a língua[28]

O espaçamento generalizado e a proclinação podem ser observados nos dentes anteriores superiores e inferiores.

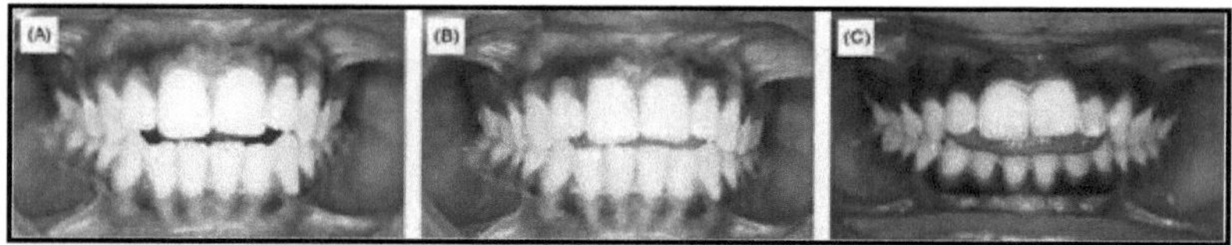

Figura 5.4: (A,B,C) Mordida aberta anterior causada pelo hábito de empurrar a língua. (A) em repouso (B) a iniciar a deglutição (C) posição de impulso da língua, com a ponta da língua apoiada no incisivo inferior e a sobressair através da mordida aberta.

Pode ser observada uma sobressaliência aumentada, uma sobremordida reduzida ou a presença de uma mordida aberta anterior. Atividade exagerada da musculatura perioral durante a ação de deglutição. O simples impulso da língua está normalmente associado a uma história de sucção dos dedos. A correção da má oclusão irá corrigir o hábito. (Figura 5.4)

2. Impulso complexo da língua

É definida como um impulso da língua com uma deglutição separada dos dentes. Está normalmente associada a problemas nasorespiratórios crónicos, respiração bucal, amigdalite e faringite.

O impulso complexo da língua é um tipo de padrão de deglutição mais complicado associado a problemas nasorespiratórios crónicos, como a respiração bucal, amigdalite ou faringite. Quando a amígdala está inflamada e aumentada, a raiz da língua exerce uma força sobre a amígdala e causa dor. Para evitar a dor, a língua é posicionada para a frente, o que também facilita o espaço aéreo para a respiração. No impulso complexo da língua, a mandíbula é estabilizada pela língua. Assim, verificam-se contracções combinadas dos músculos labiais, faciais e mentais, e uma falta de contração dos elevadores mandibulares. A língua espalha-se lateralmente entre as superfícies oclusais dos dentes superiores e inferiores. A má oclusão com um complexo impulso de língua tem um mau ajuste oclusal e uma mordida aberta anterior generalizada. (Figura 5.5)

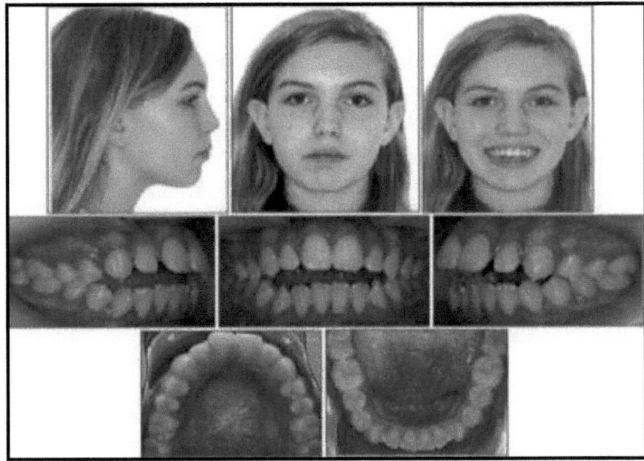

Figura 5.5: Caraterísticas faciais juntamente com um mau ajuste oclusal e mordida aberta anterior generalizada observada em pacientes que empurram a língua.

Tabela 1: Diferenças entre simples e complexo

Simples	Complexo
• A mordida aberta tem um início e um fim bem definidos.	• A mordedura aberta é difusa, mal definida.
• A mandíbula é estabilizada pelos músculos da mastigação.	• A mandíbula é estabilizada pelos músculos dos lábios e das bochechas (músculos faciais)

• Não se observa a contração dos músculos fasciais durante a deglutição.	• A contração dos músculos faciais pode ser observada durante a deglutição.
• Encaixe oclusal posterior correto e seguro.	• Não há um ajuste oclusal posterior correto.
• Normalmente, há uma história anterior de chuchar no dedo.	• Normalmente, tem antecedentes de amigdalite ou de obstrução das vias respiratórias.
• O tratamento é simples, com menor tendência para recaídas.	• O tratamento é difícil, com maior tendência para recaídas.
• Pode ser necessário um equilíbrio oclusal.	• O equilíbrio oclusal é obrigatório.

3. Impulso Lateral da Língua (Impulso Posterior da Língua)

Alguns doentes desenvolvem normalmente o hábito de empurrar a língua para a face lateral. Clinicamente, pode ser observada a mordida aberta lateral (Figura 5.6). Pode ser unilateral ou bilateral e depende do tipo de impulso da língua.

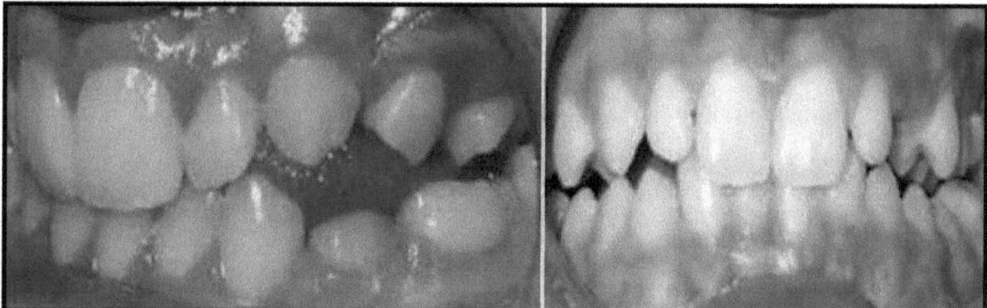

Figura 5.6: Impulso lateral da língua causando mordida aberta lateral em pacientes.

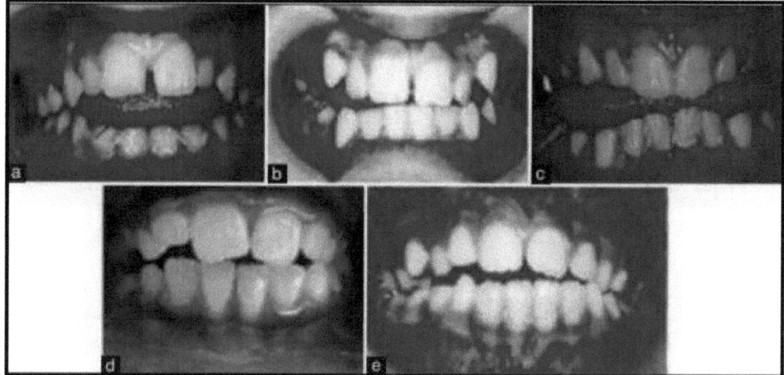

Figura 5.7: Diferentes tipos de tração da língua,[8] (a) Tração anterior da língua, (b) tração posterior da língua, (c) tração anterior/posterior da língua, (d) tração lateral da língua devido ao atraso na erupção dos dentes posteriores permanentes, (e) tração unilateral da língua - mordida aberta posterior unilateral.

ALTERAÇÕES DENTO-FACIAIS DO HÁBITO DE EMPURRAR A LÍNGUA

A relação entre a forma e a função do sistema estomatognático tem sido avaliada por muitos investigadores. Tem sido sugerido que o tamanho, a função e a postura da língua podem ter alguns efeitos no ambiente oral circundante. No entanto, há muito que se discute se a função da língua conduziria à má oclusão ou se apenas se adapta às alterações locais da oclusão. Embora alguns investigadores considerem o tamanho e a disfunção da língua como factores etiológicos essenciais no desenvolvimento da má oclusão, outros acreditam que a deglutição por impulso da língua deve ser considerada como um resultado e não como a causa da má oclusão. O seu raciocínio é que, na presença de sobressaliência ou mordida aberta, é difícil selar a parte frontal da boca durante a deglutição.[64]

1. *Efeitos na forma facial:* Os indivíduos que empurram a língua têm um aumento na altura anterior da face. (Figura 5.8) Perfil convexo dos tecidos moles com lábios grossos e salientes, queixo retruído e aumento do comprimento do lábio inferior.[65] O impulso da língua afecta inevitavelmente a estrutura facial devido a problemas dentários e de deglutição. A face tende então a alongar-se de forma semelhante à estrutura facial do respirador bucal. Isto acontece porque o impulso da língua não permite fechar a boca e seguir um padrão de deglutição correto. Como resultado, o maxilar inferior desce, o palato estreita-se juntamente com as arcadas dentárias. Estas caraterísticas criam um rosto comprido que tem normalmente um aspeto cansado. (Figura 5.9)

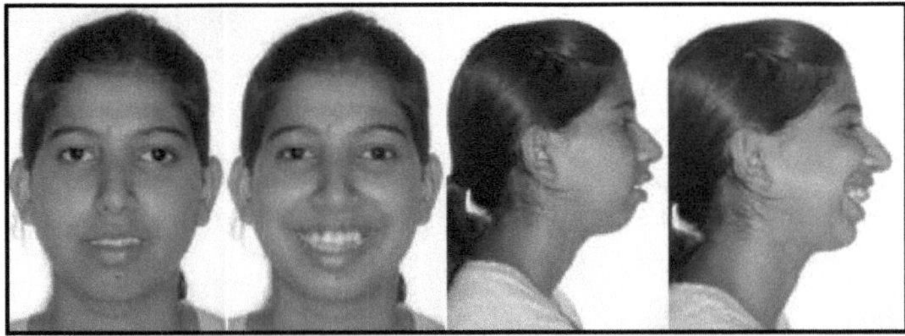

Figura 5.8: paciente com hábito de empurrar a língua tem um FMA clínico elevado, lábios incompetentes, arco de sorriso não-consonante, com 100% de exposição dos incisivos ao sorrir.

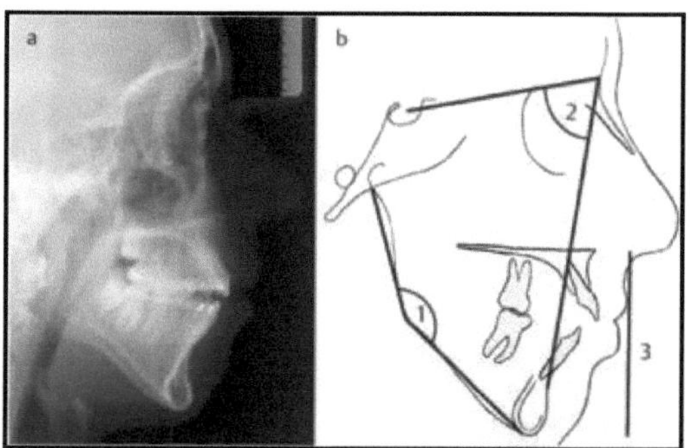

Figura 5.9: Cefalograma lateral mostrando aumento do ângulo da mandíbula, mandíbula retrognata e aumento da altura facial inferior.

2. *Mordida aberta anterior:* O local da deformidade da mordida aberta depende das forças que predominam e da capacidade dos dentes e das estruturas de suporte de resistirem à mudança. Além disso, a gravidade da mordida aberta anterior (Figura 5.10) é muito influenciada pela presença de sucção perniciosa do polegar, dedo ou lábio, hábitos de respiração bucal e musculatura labial deficiente. Estudos demonstraram que a direção do crescimento facial também desempenha um papel importante como fator etiológico da mordida aberta.[66] É mais comummente causada por uma má posição da língua em repouso - não na deglutição. Embora os pacientes com mordidas abertas tenham que colocar a língua para fora para engolir, é a posição da língua em repouso que abre a mordida em primeiro lugar. Não é a deglutição que move os dentes, mas sim a postura incorrecta da língua em repouso.[67]

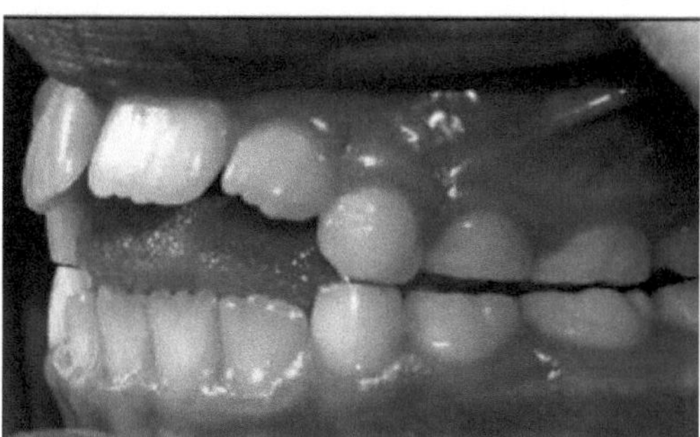

Figura 5.10: Mordida aberta anterior e protrusão maxilar devido ao impulso da língua

3. *Proclinação dos dentes anteriores do maxilar:* Proclinação, espaçamento e, por vezes, alargamento dos dentes anteriores maxilares, resultando num aumento do overjet. (Figura 5.10) Anteriores mandibulares retroinclinados ou proclinados,

dependendo do tipo de impulso da língua.[68] A língua exerce pressão contra os dentes anteriores superiores durante a deglutição, o que provoca um movimento para a frente dos dentes. Foi demonstrado que a atividade protrusiva da língua (impulso da língua) durante a deglutição pode resultar na inclinação vestibular dos incisivos, mordida aberta, diastema da linha média e problemas de espaçamento em alguns casos.[69] (Figura 5.11)

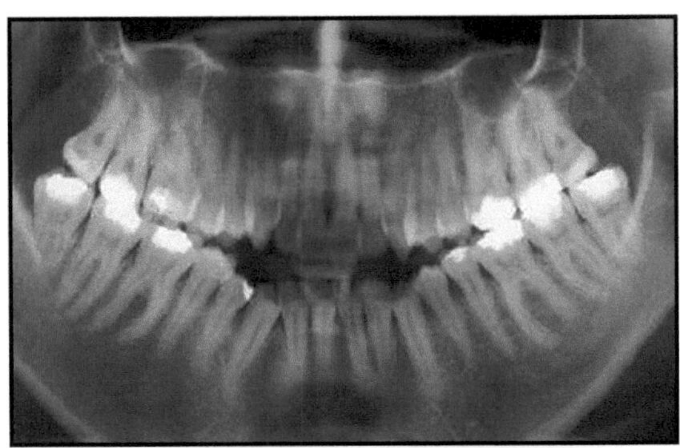

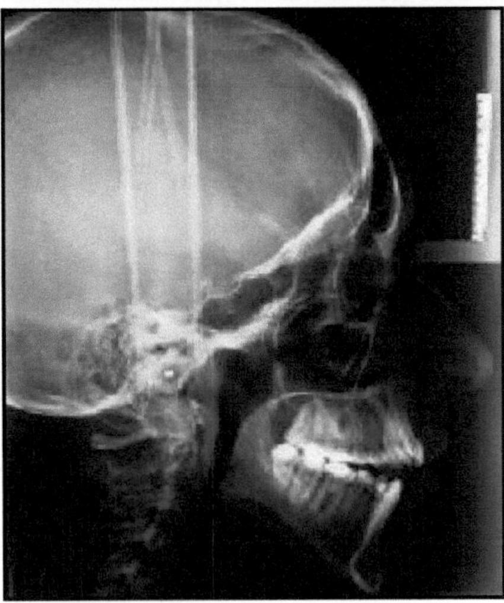

Figura 5.11: O cefalograma lateral revelou uma base craniana anterior curta, maxila posicionada posteriormente, incisivos superiores proclinados e intruídos, uma condição esquelética de classe - II, padrão de crescimento vertical. O doente apresentava uma mandíbula retrognata com diminuição do ramal mandibular, do corpo e do comprimento efetivo da mandíbula, queixo retrusivo, incisivos inferiores colocados anteriormente, proclinação bidental.

4. *Mordida cruzada posterior:* O impulso da língua durante a deglutição pode exercer pressão sobre os dentes e afetar o seu alinhamento. Quando a língua empurra contra os dentes de forma consistente, pode levar a uma mordida cruzada posterior. (Figura 5.12) A posição anormal da língua durante a deglutição contribui para o desalinhamento dos dentes superiores e inferiores. A mordida aberta lateral é raramente observada, especialmente em adultos. Pode ser unilateral ou bilateral e depende do tipo de impulso da língua.[70] (Figura 5.13)

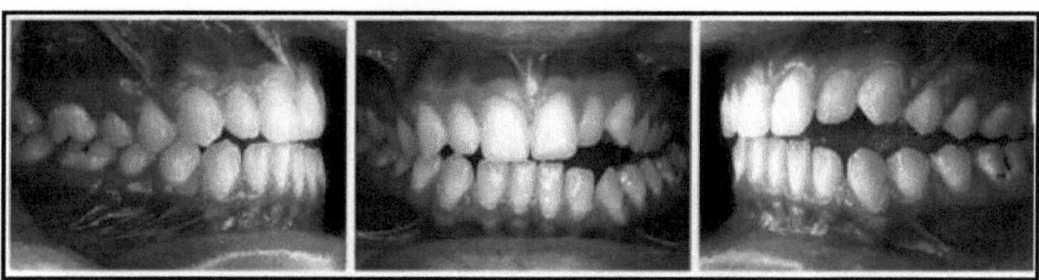

Figura 5.12: Mordida cruzada posterior em pacientes com hábito de empurrar a língua lateralmente.

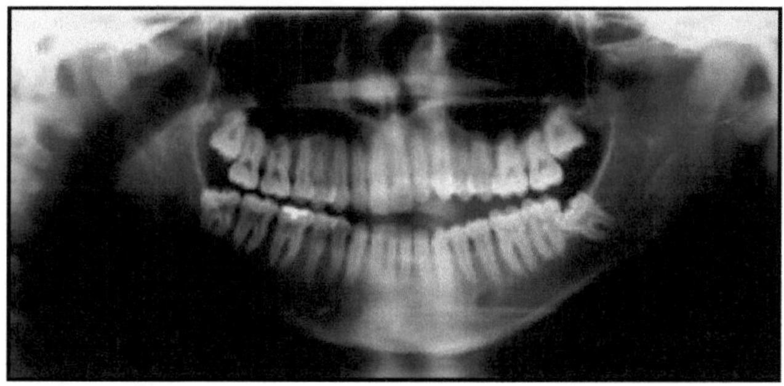

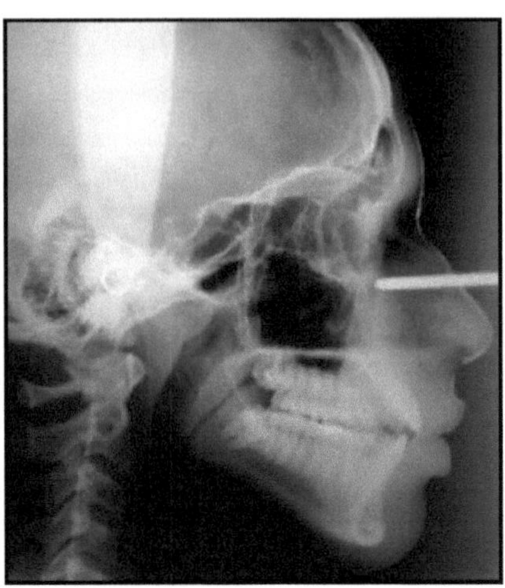

Figura 5.13: A análise cefalométrica mostrou um perfil esquelético convexo, um ângulo goníaco aberto, uma sínfise mandibular estreita e longa, caraterística do padrão dolicofacial, uma relação maxilomandibular deficiente, incisivos superiores bem posicionados e incisivos mandibulares salientes e com ponta labial.

O impulso da língua é um padrão comportamental humano no qual a língua se projeta através dos dentes anteriores durante a deglutição, a fala e em repouso.[71] Tais hábitos são considerados normais até os 4-5 anos de idade.[72] No entanto, podem levar a efeitos deletérios na cavidade oral se esses hábitos persistirem para além da erupção dos dentes permanentes. A eliminação da etiologia é o primeiro e mais importante passo na correção do hábito de empurrar a língua. A prevenção é sempre melhor do que a cura. Identificar e tratar o hábito de empurrar a língua numa idade precoce previne o desenvolvimento de más oclusões esqueléticas graves no futuro.

OUTROS HÁBITOS ORAIS DELETÉRIOS MENORES

BRUXISMO

O ranger de dentes é uma atividade particularmente importante para o dentista devido à quebra de restaurações dentárias, danos nos dentes, indução de cefaleias temporais e perturbações temporomandibulares.[73] O termo "bruxomania" deriva da palavra francesa "la bruxomanie", sugerida por Marie e Pletkiewicz em 1907. Frohman, em 1931, foi provavelmente o primeiro a utilizar a palavra "bruxismo" para designar um estado puramente psíquico e afirmou ainda que "o bruxismo não é necessariamente audível".[74]

O bruxismo, na sua forma mais simples, refere-se ao cerrar e ranger dos dentes uns contra os outros. (Figura 6.1) Ramfjord e Ash descreveram-no como uma atividade nocturna e subconsciente, mas pode ocorrer durante o dia ou a noite e pode ser praticado de forma consciente ou subconsciente. O bruxismo do sono é uma entidade muito comum nas crianças. Os adultos podem ter bruxismo de dia ou de noite.[28]

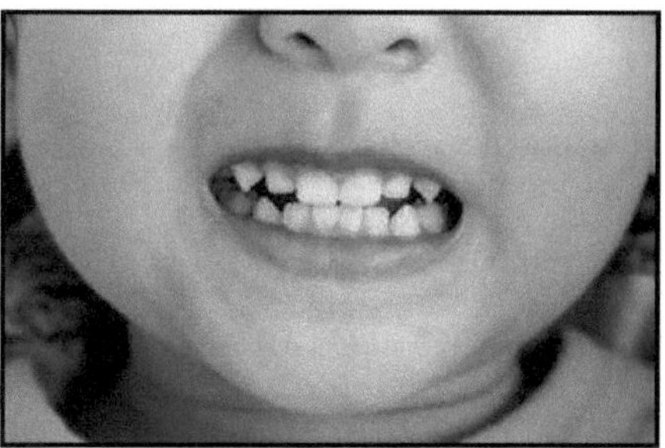

Figura 6.1: Uma criança com hábito de bruxismo

O bruxismo pode ocorrer durante a vigília ou durante o sono. O bruxismo durante o dia é normalmente uma atividade semivoluntária de "cerrar os dentes" e é também conhecido como "bruxismo acordado" (AB) ou bruxismo diurno (DB). **O bruxismo acordado** é uma atividade dos músculos mastigatórios durante a vigília que se caracteriza por um contacto repetitivo ou sustentado dos dentes e/ou por uma contração ou empurrão da mandíbula e não é uma perturbação do movimento em indivíduos saudáveis. O AB pode estar associado ao stress da vida causado pela responsabilidade familiar ou pela pressão do trabalho.[28]

O bruxismo do sono é uma atividade dos músculos mastigatórios durante o sono que se caracteriza por ser **rítmica (fásica) ou não rítmica (tónica)** e não é uma perturbação do movimento ou do sono em indivíduos saudáveis. O bruxismo durante o sono, quer durante o dia quer durante a noite, é designado por "bruxismo do sono" (BS). É um comportamento oromandibular definido como um distúrbio de movimento estereotipado que ocorre durante o sono e se caracteriza por ranger os dentes e/ou cerrar os dentes.[75] Foi recentemente classificado como distúrbio de movimento relacionado com o sono, de acordo com a recente classificação dos distúrbios do sono.

O bruxismo é definido por diferentes autores ao longo do tempo como

Glossário de Termos de Dentisteria Protética (GPT-8)[76] : define bruxismo como um ranger de dentes parafuncional ou um hábito oral que consiste no ranger involuntário, rítmico ou espasmódico, não funcional, dos dentes, com exceção dos movimentos de mastigação da mandíbula, que pode levar a traumatismos oclusais.

Ramjford (1961)[6] : Atividade nocturna, subconsciente, mas pode ocorrer durante o dia ou a noite e pode ser realizada consciente ou inconscientemente.

Rubina (1986)[6] : Contacto não-funcional dos dentes que pode incluir o agarrar, o ranger e o bater dos dentes.

Vanderas (1995)[6] : Movimento não funcional da mandíbula, com ou sem som audível, que ocorre durante o dia ou a noite.

Zarb e Carlsson[77] : Definiram o bruxismo como "o apertar e ranger de dentes noturnos".

Carranza[6] : O bruxismo é definido como uma atividade parafuncional diurna ou nocturna que inclui o cerrar, o contraventar, o ranger e o ranger dos dentes.

Academia Americana de Dor Orofacial[78] : Atividade parafuncional diurna ou nocturna, incluindo apertar, travar, ranger e ranger de dentes.

Associação Americana de Distúrbios do Sono[79] : Ranger de dentes ou cerrar os dentes durante o sono mais uma das seguintes situações: desgaste dentário, sons ou desconforto nos músculos da mandíbula na ausência de doença médica.

GPT-8: Bruxomania "Bruxomania" foi definida como "o ranger de dentes que ocorre como um hábito neurótico durante o estado de vigília". O termo mania, que é um derivado grego que significa loucura, foi eliminado porque o comportamento bruxista mandibular não podia ser relacionado com psicopatologia. Em 1983, foi feita uma distinção entre cerramento e ranger de dentes:[79]

- Cerrar os dentes - bruxismo cêntrico
- Ranger de dentes - bruxismo excêntrico.

Cerramento: O cerramento dos dentes é o fecho forçado da dentição oposta numa relação estática da mandíbula com a maxila, quer numa posição de máxima intercuspidação quer numa posição excêntrica.[80] (Figura 6.2)

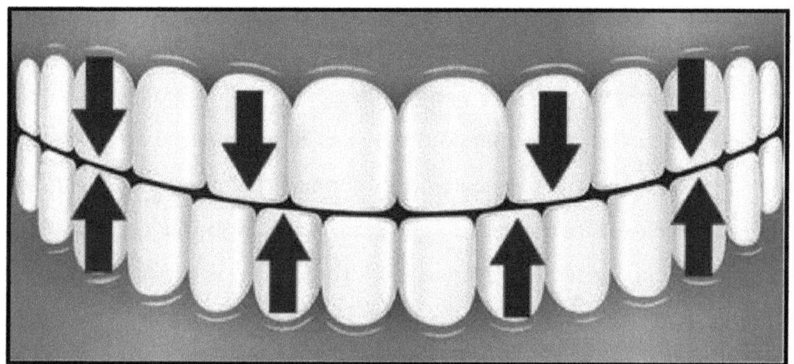

Figura 6.2: Representação do cerramento dos dentes

Trituração: O ranger da dentição é o fecho forçado da dentição oposta numa relação maxilomandibular dinâmica à medida que o arco mandibular se move através de várias posições de excursão.[80] (Figura 6.3)

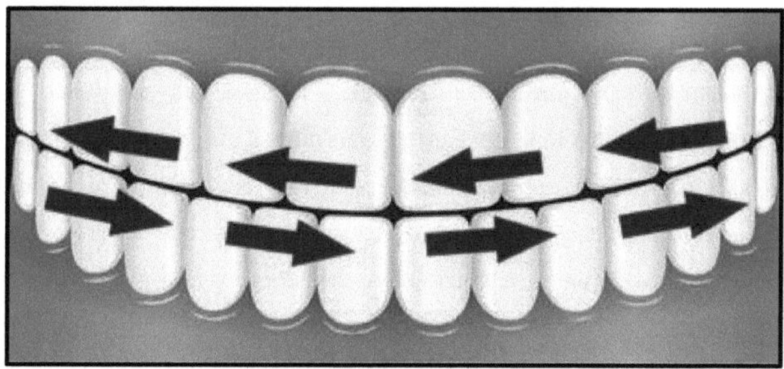

Figura 6.3: Representação do ranger de dentes

ETIOLOGIA

Considera-se que o bruxismo tem uma etiologia multifatorial. O bruxismo e o ranger do sono têm sido associados a factores periféricos, como a interferência dos dentes na oclusão dentária, a influências psicossociais, como o stress ou a ansiedade, e a causas centrais ou fisiopatológicas que envolvem neurotransmissores cerebrais ou gânglios basais.[81]

- ***Fator Central ou Fator Fisiopatológico***[75] : Cada vez mais factores fisiopatológicos são sugeridos como estando envolvidos na precipitação do bruxismo. Uma vez que o bruxismo ocorre frequentemente durante o sono, a fisiologia do sono tem sido estudada extensivamente, especialmente a "resposta de excitação", em busca de possíveis causas da perturbação. A resposta de despertar é uma mudança súbita na profundidade do sono, durante a qual o indivíduo chega à fase de sono mais leve ou acorda efetivamente. Esta resposta é acompanhada por movimentos corporais bruscos, aumento da frequência cardíaca, alterações respiratórias e aumento da atividade muscular. Macaluso et al.[82] no seu estudo mostraram que 86% dos episódios de bruxismo estavam associados a uma resposta de excitação juntamente com movimentos involuntários das pernas. Isto mostra que o bruxismo é, de facto, uma parte da resposta de excitação. Recentemente, concluiu-se que as perturbações no sistema neurotransmissor central podem estar envolvidas na etiologia do bruxismo.[83,84] A hipótese é que as vias diretas e indirectas do gânglio basal, um grupo de cinco núcleos subcorticais que estão envolvidos na coordenação dos movimentos, estão perturbadas no bruxismo. A via de saída direta vai diretamente do estrato para o tálamo, de onde os sinais aferentes se projectam para o córtex cerebral. A via indireta, por outro lado, passa por vários outros núcleos antes de chegar ao tálamo.[85] Se houver um desequilíbrio entre ambas as vias, surgem perturbações do movimento, como a doença de Parkinson. O desequilíbrio ocorre devido a perturbações na transmissão do potencial de ação mediada pela dopamina. No caso do bruxismo, pode haver um desequilíbrio em ambas as vias. A utilização aguda de precursores da dopamina, como a L-dopa, inibe a atividade do bruxismo e a utilização crónica a longo prazo da L-dopa resulta num aumento da atividade do bruxismo. Os SSRT (inibidores da recaptação da serotonina), que exercem uma influência indireta no sistema dopaminérgico, podem provocar bruxismo após uma utilização prolongada. Observou-se que a anfetamina, que aumenta a concentração de dopamina facilitando a sua libertação, aumenta o bruxismo. A nicotina estimula as actividades dopaminérgicas centrais, o que pode explicar a constatação de que os fumadores de cigarros referem duas vezes mais bruxismo do que os não fumadores.

- ***Factores psicossociais***[75] : Existem vários estudos publicados na literatura sobre o papel dos factores psicossociais na etiologia do bruxismo, mas nenhum deles descreve a natureza conclusiva devido à ausência de ensaios longitudinais em grande escala. Os bruxómanos diferem dos indivíduos saudáveis na presença de depressão, aumento dos níveis de hostilidade e sensibilidade ao stress. As crianças bruxistas são mais ansiosas do que as não bruxistas. Um estudo populacional multifatorial em grande escala sobre o bruxismo do sono revelou que uma vida altamente stressante é um fator de risco significativo.[86] Um estudo realizado por Van Selms et al.[87] demonstrou que o hábito de cerrar os dentes durante o dia pode ser significativamente explicado pelo stress experimentado, embora o stress experimentado e o stress antecipado não estejam relacionados com o bruxismo do sono, tal como registado com dispositivos ambulatórios. Todos estes estudos mostram que a possível relação entre o bruxismo e vários factores psicossociais está a aumentar, mas não é conclusiva.
- ***Factores Periféricos***[75] : Num estudo com crianças, sugeriu-se que vários factores oclusais estavam relacionados com o bruxismo auto-relatado. Giffin[88] no seu artigo mencionou que, para uma gestão eficaz do bruxismo, é necessário estabelecer uma harmonia entre a máxima intercuspidação e a relação cêntrica. Mas a maioria dos estudos publicados na literatura sobre este assunto concorda agora que não existe ou quase não existe qualquer relação entre o bruxismo clinicamente estabelecido e os factores oclusais em adultos. Manfredini et al.[89] , na sua revisão da literatura, afirmaram que ainda faltam estudos metodologicamente sólidos que refutem definitivamente a importância dos factores oclusais na etiologia do bruxismo.
- ***Discrepâncias oclusais:*** A interdigitação incorrecta dos dentes pode levar ao bruxismo. Várias anomalias oclusais que se apresentam como oclusão instável da mandíbula podem ser a causa. Este facto foi atribuído à alteração dos impulsos aferentes definitivos com origem no periodonto. Também foi relatada uma correlação entre uma mordida profunda e o desgaste dentário frontal.[4]
- ***Genética:*** A genética também tem desempenhado um papel importante na etiologia do bruxismo. O hábito foi relatado como sendo uma manifestação de um comportamento geneticamente determinado relacionado com o afiar dos dentes para defesa. Os filhos de pais bruxómanos têm uma maior incidência de bruxismo.[4]
- ***Alergias:*** As alergias também têm sido relacionadas com o bruxismo noturno. **Marks (1980)** afirmou que o edema alérgico intermitente do tubo ou da trompa de Eustáquio é a hipótese de iniciar o bruxismo.[4]

- ***Factores sistémicos:*** Os iões de magnésio foram referidos como uma causa etiológica do bruxismo e vários casos tratados com um desequilíbrio enzimático na digestão que conduziu a uma angústia abdominal crónica também podem ser um fator. Foram também atribuídos vários factores sistémicos, como parasitas intestinais, deficiências nutricionais subclínicas, alergénios e distúrbios endócrinos.[4]
- ***Factores profissionais:*** Os estudantes demasiado entusiastas e os super-realizadores compulsivos também podem desenvolver o hábito.[5]

ALTERAÇÕES DENTO-FACIAIS NO BRUXISMO

Os sinais e sintomas do bruxismo dependem da frequência, intensidade e idade do paciente. As forças do bruxismo são transmitidas às estruturas do aparelho mastigatório e, dependendo da resistência do indivíduo, uma certa quantidade de forças é absorvida e o resto é transmitido a outras estruturas.[5]

1. *Articulação temporomandibular:* Dor, crepitação, sensibilidade, osteoartrite, estalidos na articulação, perfuração ou desgaste do disco articular e achatamento da superfície articular do côndilo, restrição dos movimentos mandibulares.[5] Durante o bruxismo em vigília (cerramento sustentado), a zona intermédia é sujeita principalmente a tensões de compressão no início do cerramento. A distribuição das tensões de cisalhamento é semelhante à das tensões principais, sendo maior nas zonas anterior e intermediária, principalmente devido às altas tensões compressivas observadas nessas zonas. Adicionalmente, a superfície inferior sofre as maiores tensões de cisalhamento porque as tensões de tração e compressão são maiores nessa superfície. Após 5 minutos de apertamento sustentado, as tensões de tração, compressão e cisalhamento no disco da ATM são mais elevadas do que no início. Um estudo de Kuboki et al,[90] sugere que o aperto induziu uma redução significativa do espaço articular e a condição sustentada aumentou notavelmente essa alteração. Alguns autores relatam que a degeneração dos tecidos moles ocorre devido a altas tensões de cisalhamento,[91] e, no caso do disco articular, as perfurações podem estar relacionadas a esse tipo de carga.[92]
2. *Traumatismo oclusal:* Inclui dor de dentes, mobilidade, principalmente de manhã. O bruxismo está normalmente associado à fase REM do sono, levando a dentes sensíveis, desgastados, cariados, fracturados, soltos ou ausentes. O ranger e o apertar dos dentes degradam o esmalte, por vezes, nos bruxistas de longa duração, reduzindo os dentes a cotos. Em vez de uma cobertura branca de esmalte, vê-se frequentemente a dentina mais amarelada e macia.[5] (Figura 6.4)

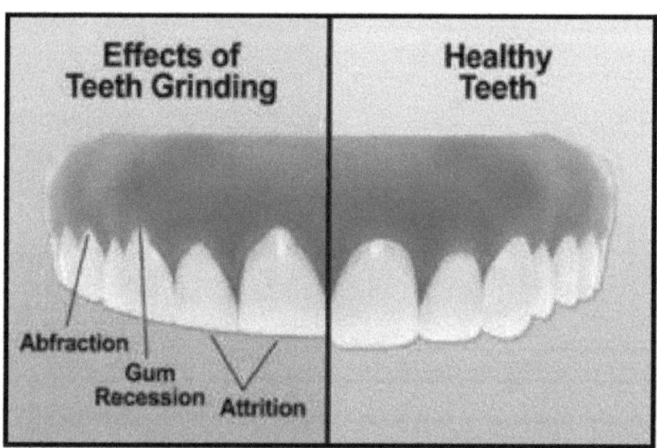

Figura 6.4: Efeitos do ranger de dentes

3. *Estrutura do dente:* Sensibilidade extrema devido à perda de esmalte, facetas de desgaste atípicas, a polpa pode ficar exposta e podem também ocorrer muitas fracturas dentárias. O bruxismo do sono exerce frequentemente forças extraordinariamente poderosas nos dentes, gengivas e articulações. Quase dez vezes mais forte do que o suficiente para partir uma noz. Quando alguém faz bruxismo, toda a força é aplicada diretamente nos dentes. São aplicadas forças horizontais em vez das forças verticais normais. Estas forças horizontais, que envolvem movimentos excêntricos da mandíbula, são mais prejudiciais para o periodonto. (Figura 6.4)

Os dentes posteriores de alguns bruxómanos crónicos perdem frequentemente as suas cúspides e contornos naturais, parecendo antes planos, como se tivessem sido trabalhados com uma lima ou lixa. (Figura 6.6) Quando os dentes anteriores são afectados, as suas superfícies de mordida são danificadas. (Figura 6.5) Além disso, a ausência de esmalte facilita a penetração de bactérias na parte mais macia dos dentes e a formação de cáries. Com o tempo, a condição pode levar a pontes, coroas, canais radiculares, implantes, próteses parciais e até próteses completas. O diastema interproximal e a impactação de alimentos também podem resultar do desgaste severo da dentição posterior.

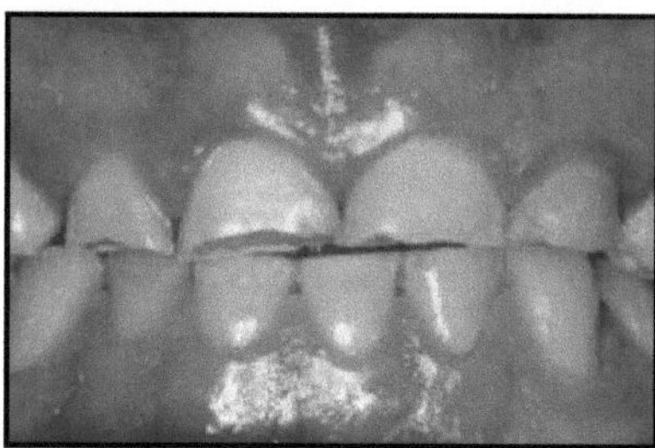

Figura 6.5: Atrição nos dentes anteriores devido ao hábito crónico de bruxismo

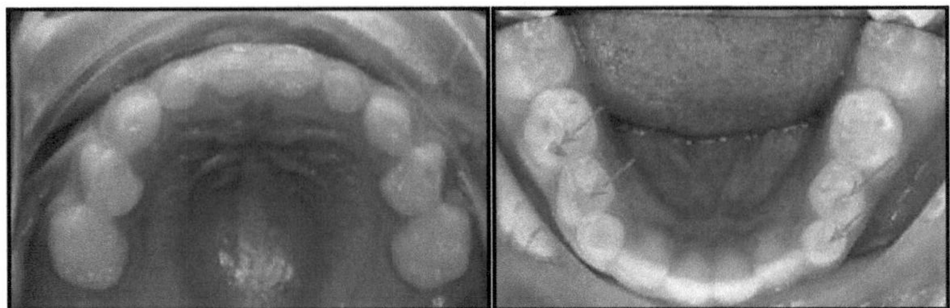

Figura 6.6: Desgaste das pontas das cúspides evidente em pacientes com bruxismo crónico.

4. *Musculares:* Sensibilidade dos músculos da mandíbula à palpação, fadiga muscular ao acordar de manhã, hipertrofia do masseter.[5] O bruxismo implica um uso excessivo dos músculos, levando a uma acumulação ou aumento (hipertrofia) dos músculos faciais (Masseter). Nos bruxistas de longa duração, esta acumulação pode levar a um aspeto caraterístico de mandíbula quadrada.
5. *Caraterísticas associadas:* Dor de cabeça.[5]

MORDER OS LÁBIOS

A anatomia e função normais dos lábios são importantes para falar, comer e manter uma oclusão equilibrada. O hábito labial pode envolver qualquer um dos lábios, com maior predominância para o lábio inferior. É definido como um hábito que envolve a manipulação dos lábios e das estruturas periorais.[5]

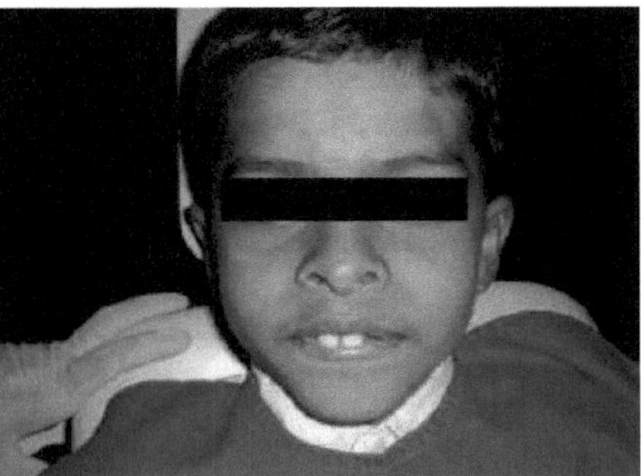

Figura 6.7: Criança com hábito de morder os lábios

Este hábito está frequentemente associado a sinais de ansiedade ou comportamento nervoso e pode estar associado a um grande overjet. Quando o overjet é grande, o lábio fica preso entre as superfícies vestibulares dos incisivos inferiores e os incisivos superiores protruídos, levando ao aprisionamento labial (Figura 6.7) e a uma atividade excessiva dos músculos mentais para atingir o selamento labial durante as funções de deglutição. A consequência são incisivos inferiores verticalizados ou inclinados para a língua, o que piora a má oclusão.

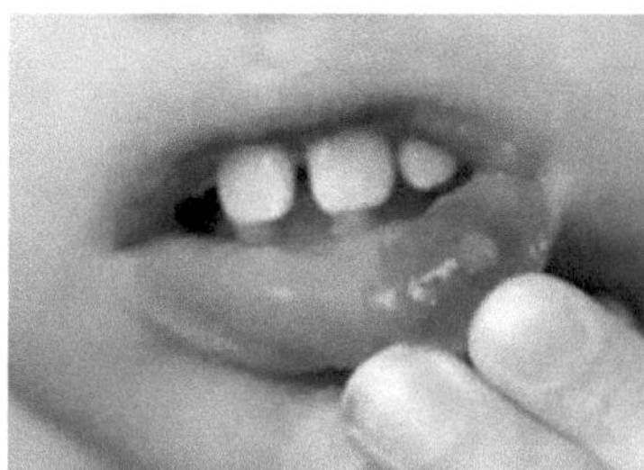

Figura 6.8: Úlceras causadas por mordedura dos lábios

O hábito de morder os lábios pode provocar lesões no lábio inferior, úlceras, hematomas e outras situações dolorosas. (Figura 6.8) A sucção labial é pouco diferente da mordedura labial, que está frequentemente associada ao aprisionamento labial. O aprisionamento labial e a sobressaliência podem ser o resultado da sucção labial ou a sobressaliência pode levar ao aprisionamento labial e ao agravamento da sobressaliência.[28]

CLASSIFICAÇÃO

- Lamber os lábios/molhar os lábios com a língua
- *Hábito de chupar os lábios:* Puxar os lábios para dentro da boca entre os dentes.

ETIOLOGIA

- Maloclusão
- Em conjunto com outros hábitos
- Stress emocional.

ALTERAÇÕES DENTOFACIAIS NA MORDEDURA DOS LÁBIOS

Morder os lábios é frequentemente um comportamento compulsivo, pelo que uma pessoa pode não se aperceber do hábito até que já existam danos nos lábios. Algumas pessoas podem não ter quaisquer efeitos da mordedura compulsiva dos lábios, mas para outras pode causar certas complicações, incluindo:

1. *Efeito na dentição:* A sucção e a mordedura dos lábios no período da dentição decídua podem fazer com que os incisivos superiores se inclinem para vestibular e os incisivos inferiores colapsem para lingual, com o lábio inferior encravado entre os dentes anteriores superiores e inferiores. A incompetência labial resultante agrava ainda mais a protrusão maxilar.[93] Por conseguinte, a protrusão dos incisivos superiores, a retrusão e o colapso com apinhamento lingual dos incisivos inferiores são frequentemente observados em doentes com hábitos de morder os lábios. (Figura 6.9)

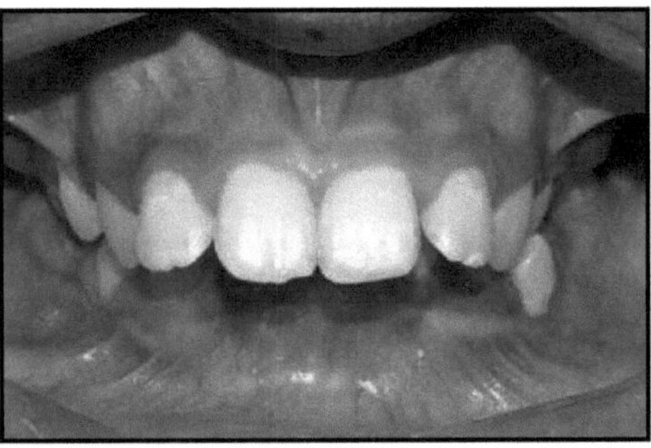

Figura 6.9: Proclinação dos incisivos superiores com sobremordida aumentada

2. *Efeito na articulação temporomandibular e nos músculos:* Os músculos do maxilar são afectados quando morde o lábio, porque tem de mover o maxilar para a frente numa posição não natural. Quando faz isto várias vezes, dia após dia, pode levar a

uma condição conhecida como perturbação da ATM. A perturbação da articulação temporomandibular afecta os músculos da articulação do maxilar e pode ser bastante dolorosa.

3. *Efeitos nos lábios:* A armadilha labial (Figura 6.10) com área avermelhada e gretada abaixo da borda do vermelhão (Figura 6.11) é um achado comum em pacientes que mordem os lábios. Em alguns casos, o sulco mentolabial torna-se acentuado. A armadilha labial pode surgir devido à retrognatismo mandibular; isso, por sua vez, aumenta a proclinação do incisivo maxilar com um efeito aditivo no overjet. Lábios incompetentes também podem surgir devido à tonicidade reduzida, predispondo à proclinação dos incisivos.

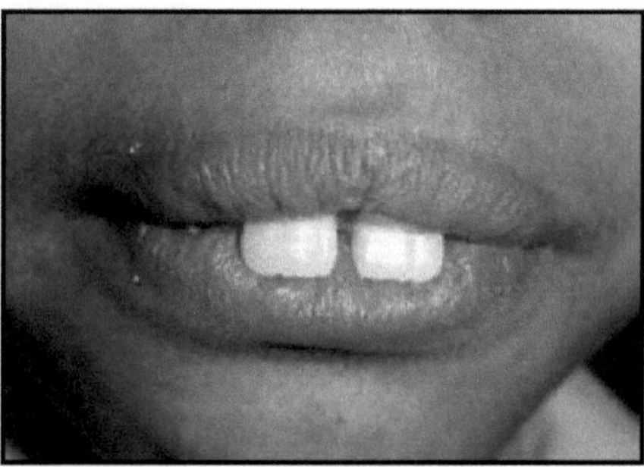

Figura 6.10: Lip Trap em pacientes com incisivos centrais superiores proclinados.

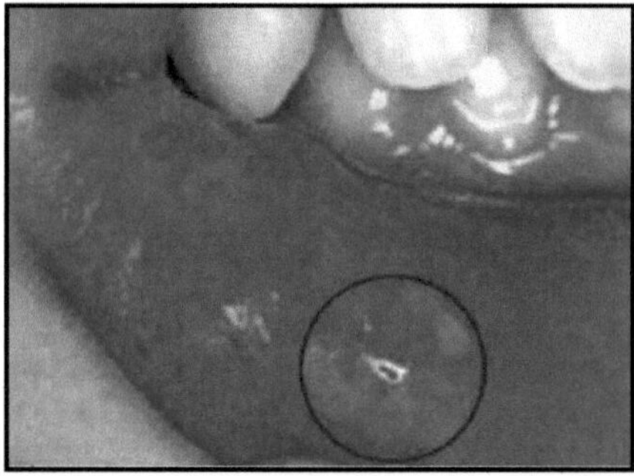

Figura 6.11: Área avermelhada e gretada abaixo do bordo do vermelhão.

ROER AS UNHAS

Roer as unhas é um dos hábitos mais comuns em crianças e adultos. Roer as unhas (NB) ou onicofagia é "colocar um ou mais dedos na boca e morder a unha com os dentes" (Figura 6.12). Geralmente começa depois dos 3 ou 4 anos de idade e aumenta da infância até à adolescência, diminuindo depois na idade adulta. É o sinal de tensão interna. Num grupo de pacientes com dor e disfunção da articulação temporomandibular, o roer de unhas foi encontrado em cerca de 24,1% dos indivíduos. A incidência relatada por Weschsher (1931) é de 43% em adolescentes e 25% em estudantes universitários.[5,28]

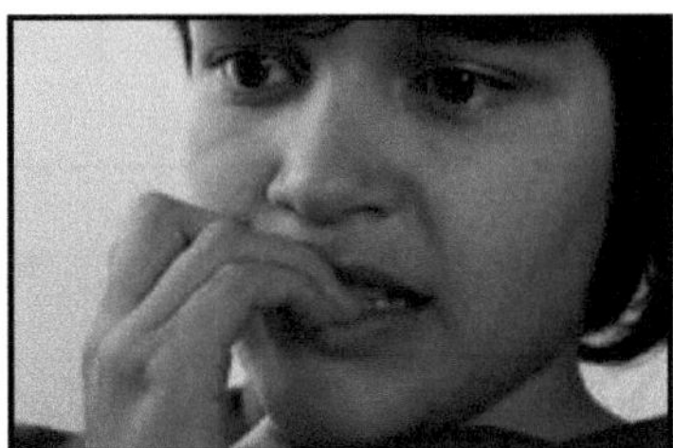

Figura 6.12: Criança com o hábito de roer as unhas.

ETIOLOGIA[28]

- A tensão emocional parece ser a causa do roer das unhas.
- Os factores genéticos e ambientais estão associados ao início e à gravidade do roer das unhas.
- Sucessor psicossomático da sucção do polegar
- O roer das unhas pode estar associado a perturbações psiquiátricas. As três perturbações psiquiátricas concomitantes mais comuns em crianças de uma amostra clínica com roer as unhas são a perturbação de défice de atenção e hiperatividade (PHDA) (74,6%), a perturbação desafiante opositiva (36%) e a perturbação de ansiedade de separação (20,6%).

ALTERAÇÕES DENTO-FACIAIS NO ROER DAS UNHAS

O roer das unhas está associado a uma variedade de problemas médicos e dentários. Para além do problema cosmético persistentemente embaraçoso e socialmente indesejável, a onicofagia é responsável por paroníquia crónica recorrente, infeção subungueal, onicomicose ou danos graves no leito ungueal que causam onicólise.[94]

- *Efeitos intra-orais:* O apinhamento, a rotação e a alteração dos bordos incisais dos incisivos (Figura 6.13) são mais frequentemente observados em doentes que roem as unhas de forma crónica. A ação de trituração pode desgastar o esmalte dos dentes e causar fissuras ou lascas. As unhas ficam mais duras quando as roemos constantemente, o que significa que a sua mastigação é ainda mais difícil e causará mais danos quanto mais tempo tivermos esse hábito. Roer as unhas exerce pressão sobre os dentes, o que pode fazer com que eles se desloquem e deixem lacunas no seu sorriso. Roer as unhas pode enfraquecer as raízes dos dentes e fazer com que o osso do maxilar as reabsorva, o que significa que o dente ou dentes afectados irão cair.

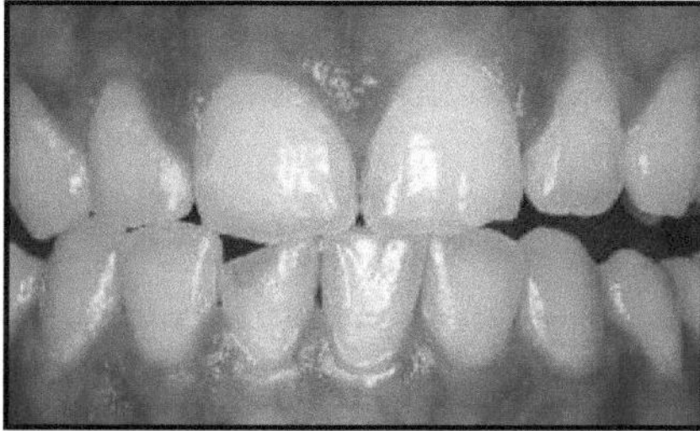

Figura 6.13: Alteração dos bordos incisais em pacientes que roem as unhas de forma crónica.

Há muitas bactérias debaixo das unhas e cada vez que as morde está a transferi-las para a boca, o que pode levar a doenças das gengivas.

Roer as unhas pode danificar a articulação temporomandibular ou ATM, o que pode resultar em dores no maxilar ou dificuldades de mastigação.

Se roer as unhas, é mais provável que desenvolva bruxismo, que é um hábito crónico de ranger os dentes que causa problemas de saúde oral, bem como dores de cabeça e dores musculares.

- *Paroníquia:* É uma infeção cutânea bacteriana ou fúngica que se desenvolve à volta da unha, causando inflamação do leito ungueal (Figura 6.14). A paroníquia pode resultar de roer ou mastigar as unhas, mas é mais comum quando as condições de trabalho exigem que as mãos estejam frequentemente molhadas ou expostas a produtos químicos.[95]

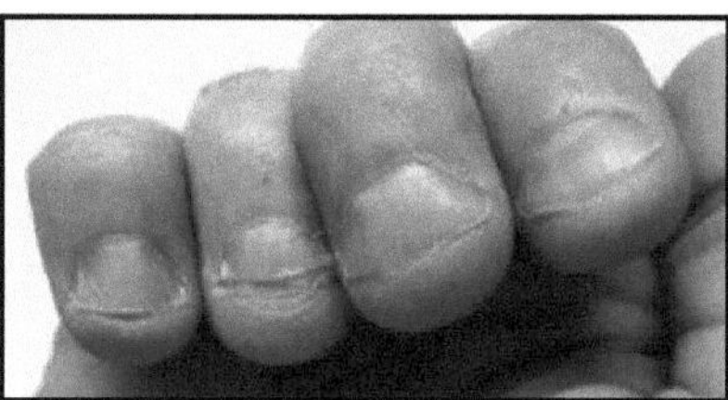

Figura 6.14: Leito ungueal inchado em caso de hábito crónico de roer as unhas.

CONCLUSÃO

A progressão das funções orofaciais maduras e complexas ocorre gradualmente ao longo de diferentes fases relacionadas com a idade, desde a infância até à idade adulta. Durante os anos de formação, as funções orofaciais infantis e alteradas podem persistir durante um período prolongado, tornando-se potencialmente hábitos enraizados.

Mudar hábitos estabelecidos pode ser um desafio porque estes padrões de comportamento estão profundamente enraizados nas nossas vias neurais. No entanto, a formação de novos hábitos é possível através da repetição consistente. Para substituir hábitos orais adversos por hábitos positivos, é necessária uma abordagem holística. Esta abordagem envolve o aconselhamento paciente-pais, técnicas de modificação do comportamento, a utilização de aparelhos para quebrar hábitos, exercícios físicos e visitas regulares de acompanhamento para reforço.

A inter-relação entre os hábitos orais (Figura 7.1) é um aspeto complexo e multifacetado da saúde dentária, englobando vários comportamentos e os seus potenciais impactos nas estruturas e funções orais. Vários hábitos orais frequentemente coexistem e podem influenciar-se mutuamente, levando a efeitos combinados na morfologia dentária e na saúde oral em geral. A compreensão destas inter-relações é crucial para uma gestão abrangente e estratégias preventivas.

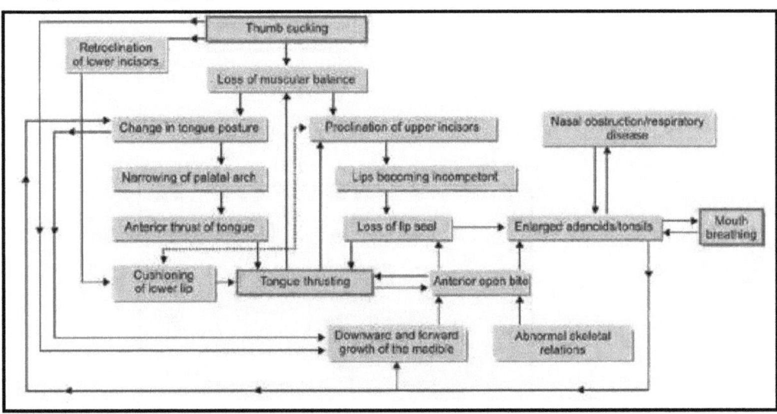

Figura 7.1: Inter-relação entre os hábitos orais

Esta dissertação aprofundou a intrincada relação entre os hábitos orais e as alterações dentofaciais, fornecendo um exame minucioso dos seus efeitos na morfologia dentária e no bem-estar geral. Ao analisar hábitos comuns como chuchar no dedo, empurrar a língua e respirar pela boca, elucidámos o seu impacto no desenvolvimento de más oclusões e discrepâncias esqueléticas.

A pesquisa ressalta a importância crítica da identificação e intervenção precoces para mitigar os efeitos adversos desses hábitos no desenvolvimento dentofacial. Embora o tratamento ortodôntico possa ser necessário para corrigir os problemas resultantes, uma gestão abrangente requer a colaboração entre vários profissionais de saúde, incluindo dentistas, ortodontistas e terapeutas miofuncionais.

Além disso, a dissertação sublinha a necessidade de uma maior consciencialização e educação relativamente aos efeitos prejudiciais dos hábitos orais, tanto entre os prestadores de cuidados de saúde como entre a população em geral. Ao defender a intervenção precoce e a adoção de comportamentos mais saudáveis, podemos trabalhar no sentido de otimizar os resultados da saúde oral e melhorar a qualidade de vida em geral.

Em conclusão, esta dissertação oferece conhecimentos valiosos sobre a complexa interação entre os hábitos orais e as alterações dentofaciais. Os seus resultados podem informar as práticas clínicas, impulsionar novos esforços de investigação e moldar iniciativas de saúde pública destinadas a promover uma melhor saúde oral no campo da medicina dentária. Prevenir e tratar estes hábitos orais prejudiciais numa fase precoce é crucial para a saúde oral das crianças. Ao intervir numa fase inicial, podemos promover eficazmente uma boa saúde oral e evitar complicações a longo prazo.

BIBLIOGRAFIA

1. Aasim, Farooq & Batra, Manu & C B, Sudeep & Gupta, Mudit & Kadambariambildhok, & Kumar, Rishikesh. (2014). Hábitos orais e suas implicações. journal of dental herald. 1. 179-186.
2. Calasti LJP, Cohen MM, Fales MH. Correlação entre má oclusão, hábitos orais e nível sócio-económico de crianças pré-escolares. J Dent 1960; 39:450-3.
3. Kamdar RJ, Al-Shahrani I. Hábitos orais prejudiciais. J Int Oral Health 2015;7(4):85-87.
4. Damle, S. G. (2018). Livro de texto de Odontopediatria (5ª ed.). Casa de Publicação Arya Medi.
5. Marwah, N. (2023). Livro de texto de Odontopediatria (5ª ed.). Jaypee Brothers.
6. Sandeep, Kalisipudi & Anudeep, Muppurapu. (2022). Etiologia, diagnóstico, prevenção e tratamento de hábitos orais.
7. Shaghaf, Fatma. "Hábitos orais deletérios e tratamento em pacientes pediátricos: Uma revisão". Jornal Indiano de Medicina Forense e Toxicologia (2020): n. pag.
8. Aikins EA, Onyeaso CO. Prevalência de má oclusão e caraterísticas oclusais entre adolescentes e jovens adultos no Estado de Rivers, Nigéria. Odontostomatol Trop. 2014 Mar;37(145):5-12.
9. Nidhi Pruthi, Girish M. Sogi, Shailee Fotedar. Má oclusão e hábitos orais deletérios numa população de adolescentes do norte da Índia: Um estudo correlacional. Eur J General Dent 2013;2:3.
10. Kharbanda OP, Sidhu SS, Sundaram K, Shukla DK. Oral habits in school going children of Delhi: A prevalence study (Hábitos orais em crianças que frequentam a escola em Deli: um estudo de prevalência). J Indian Soc Pedod Prev Dent 2003;21:120-4.
11. Shetty SR, Munshi AK. Hábitos orais em crianças: Um estudo de prevalência. J Indian Soc Pedod Prev Dent 1998;16:61-6.
12. Sharma S, Bansal A, Asopa K. Prevalência de hábitos orais entre crianças de onze a treze anos de idade em Jaipur. Int J Clin Pediatr Dent 2015;8(3):208-210.
13. Pratik P, Desai VD. Prevalência de hábitos e lesões da mucosa oral em Jaipur, Rajasthan. Indian J Dent Res. 2015 Mar-Abr;26(2):196-9.
14. Vogel LD. Quando as crianças põem os dedos na boca. Os pais e os dentistas devem preocupar-se? N Y State Dent J. 1998; 64(2): 48-53.

15. Ronald E. Goldstein's Esthetics in Dentistry, Terceira Edição. Editado por Ronald E. Goldstein, Stephen J. Chu, Ernesto A. Lee e Christian F.J. Stappert. © 2018 John Wiley & Sons, Inc. Publicado em 2018 por John Wiley & Sons, Inc.
16. Graber, T. M., Vanarsdall, R. L., & Vig, K. W. L. (2017). Orthodontics: Princípios e técnicas actuais (6ª ed.). Elsevier.
17. Buschang PH, Baume RM, Nass GG. Um gradiente de maturidade de crescimento craniofacial para homens e mulheres entre os 4 e os 16 anos de idade. Am J Phys Anthrop. 1983;61:373-382.
18. Melsen B. The cranial base: the postnatal development of the cranial base studied histologically on human autopsy material. Ata Orthod Scand Suppl. 1974;62:1-126.
19. Latham RA. O ponto da sela e o crescimento pós-natal da base craniana no crânio humano. Am J Orthod. 1972;61:156-162.
20. Powell TV, Brodie AG. Fechamento da sincondrose esfeno-occipital. Anat Rec. 1963;147:15-23.
21. Ford HER. Crescimento da base do crânio humano. Am J Orthod. 1958;44:498-506.
22. Singh TS, Sridevi E, Sankar AJS, Kakarla P, Vallabaneni SSK, Sridhar M. Avaliação cefalométrica das caraterísticas dento-esqueléticas em crianças com hábito de sucção de dígitos. Int J Clin Pediatr Dent. 2020 maio-Jun;13(3):221-224.
23. Parakh K, Bali A, Jain D. Thumb Sucking: Um artigo de revisão. IJMSCR [Internet]. 2023 Jan;6(1):323-31.
24. Proffit WR, Fields HW, Sarver DM. Ortodontia Contemporânea. 5ª ed. St Louis: Elsevier; 2012.
25. Law, Clarice S., John R. Christensen e Henry W. Fields. "Hábitos orais". Odontopediatria (2019): n. pag.
26. Qureshi, Saba. "Como chupar o polegar pode mudar seu sorriso". Northwood Orthodontics, 5 Jan. 2021, www.orthodontics-london.co.uk/thumb-sucking-and-smiles.
27. Yarrow LJ. The relationship between nutritive sucking experience in infancy and non-nutritive sucking in childhood (A relação entre a experiência de sucção nutritiva na infância e a sucção não-nutritiva na infância). J Genetic Psycho 1954; 184:149-62.
28. Kharbanda, O. P. (2019). Ortodontia: Diagnóstico e tratamento da má oclusão e deformidades dentofaciais (3ª ed.). Elsevier.
29. Larsson EF, Dahlin KE: A prevalência e a etiologia do hábito inicial de chupar chupeta e dedo. Am J Orthod 1985; 87:432-35.

30. Shetty RM, Shetty M, Shetty NS, Deoghare A. Sistema de Três Alarmes: Revisitado para tratar o hábito de chupar o dedo. Int J Clin Pediatr Dent 2015;8(1):82-86.
31. Drfranklin. "Quebrar um hábito é uma boa regra de ouro. - Honor Franklin." Honor Franklin, 4 de maio de 2017, www.honorfranklin.com/blog/breaking-habit-good-rule-thumb.
32. Krakauer, L. H., & Guilherme, A. (2000). Relação entre respiração bucal e alterações posturais de crianças: Uma análise descritiva. International Journal of Orofacial Myology, 26(1), 13-23.
33. McNamara Jr JA. Influência do padrão respiratório no crescimento craniofacial. Angle Orthod 1981;51:269-300.
34. O'Ryan FS, Gallagher DM, LaBanc JP, Epker BN. A relação entre a função nasorespiratória e a morfologia dentofacial. Uma revisão. Am J Orthod 1982;82:403-410.
35. Subtelny JD. Respiração oral: mau desenvolvimento facial e ortopedia dentofacial corretiva. Angle Orthod 1980;50:147-164.
36. Woodside DG, Linder-Aronson S, Ludströen A, McWilliam J. Crescimento mandibular e maxilar após alteração do modo de respiração. Am J Orthod 1991;100:1-17.
37. Lin L, Zhao T, Qin D, Hua F, He H. O impacto da respiração bucal no desenvolvimento dentofacial: Uma revisão concisa. Front Public Health. 2022 Sep 8;10:929165.
38. Bishara SE. Textbook of Orthodontics. Filadélfia, W B Saunders Co; 2001:606. 16.
39. Wasnik M, Kulkarni S, Gahlod N, Khekade S, Bhattad D, Shukla H. Hábito de respirar pela boca - uma revisão. Int J Community Med Public Health 2021;8:495-501
40. Taru Gupta, et al. "Mouth Breathing-Its Consequences, Diagnosis & Treatment" (Respiração pela boca - suas consequências, diagnóstico e tratamento). Ata Scientific Dental Sciences 4.5 (2020): 32-41.
41. Rangeeth et al. A respiração bucal é um hábito ou uma anomalia. JIDAM.2019; 6(4):137-143
42. Trabalon M, Schaal B. É preciso uma boca para comer e um nariz para respirar: a respiração oral anormal afecta a competência oral e a adaptação sistémica dos recém-nascidos. Int J Pediatr. 2012;2012:207605.
43. Harvold EP, Tomer BS, Vargervik K, Chierici G. Experiências com primatas sobre respiração oral. Am J Orthod. (1981) 79:359-72.

44. Singh G. "Textbook of Orthodontics". 2ª edição. Capítulo 49- hábitos orais e sua gestão: 581-612.

45. Iwasaki T, Sato H, Suga H, Takemoto Y, Inada E, Saitoh I, et al. Relações entre resistência nasal, adenóides, amígdalas e postura da língua e forma maxilofacial em crianças de classe II e classe III. Am J Orthod Dentofacial Orthop. (2017) 151:929-40.

46. Franco LP, Souki BQ, Cheib PL, Abrao M, Pereira TB, Becker HM, et al. As diferentes etiologias da obstrução das vias aéreas superiores em crianças respiradoras bucais estão associadas a diferentes padrões cefalométricos? Int J Pediatr Otorhinolaryngol. (2015) 79:223-8.

47. Paul JL e Nanda RS. "Efeito da respiração bucal na oclusão dentária". The Angle Orthodontist 43.2

48. Tandon S. "Textbook of Pedodontics". 2ª Edição. Capítulo 39: Hábitos orais comuns em crianças e seu tratamento: 492-526.

49. Joshi MR. "Estudo da oclusão dentária em respiradores nasais e pró-nasais em crianças de Maharashtrian". J All India D.A. 36 (1964): 247-249. 26.

50. Huber RE e Reynolds JW. "Um estudo dentofacial de estudantes do sexo masculino na Universidade de Michigan no programa de endurecimento físico". American Journal of Orthodontics and Oral Surgery 32 (1946): 1-21.

51. Zheng W, Zhang X, Dong J, He J. Caraterísticas morfológicas faciais de respiradores bucais vs. respiradores nasais: uma revisão sistemática e meta-análise de dados cefalométricos laterais. Exp Ther Med. (2020) 19:3738-50.

52. Nordlund H, Ansiktsformens. Spec Gomhojdens Betydelse for Uppkimstenav Kroniska Otiter Uppsala, Suécia, Appelbergs Boktryckeri AB, 1918. Citado de: Klein JC. Função respiratória nasal e crescimento craniofacial. Arch Otolaryngol Head Neck Surg.1918;11(28):843-849.

53. Zalzal GH, Cotton RT. Capítulo 68: Faringite e doença adenotonsilar. [Internet].

54. Tang H, Liu Q, Lin JH, Zeng H. Análise morfológica tridimensional do palato de crianças respiradoras bucais com dentição mista. Hua Xi Kou Qiang Yi Xue Za Zhi. (2019) 37:389-93.

55. Bresolin D., et al. "Mouth breathing in allergic children and its relationship to dentofacial development" (Respiração bucal em crianças alérgicas e sua relação com o desenvolvimento dentofacial). American Journal of Orthodontics 83 (1983): 334-340.

56. Jefferson Y. "Respiração bucal: efeitos adversos no crescimento facial, saúde, académicos e comportamento". Odontologia Geral 58.1 (2010): 18-25.

57. Malhotra S., et al. "O efeito da respiração bucal na morfologia dentofacial de uma criança em crescimento". Sociedade Indiana de Pedodontia e Odontologia Preventiva 30.1 (2012): 27-31

58. Dixit UB, Shetty RM. Comparação das caraterísticas dos tecidos moles, dentárias e esqueléticas em crianças com e sem o hábito de empurrar a língua. Odontologia Clínica Contemporânea. 2013 Jan;4(1):2

59. Shah SS, Nankar MY, Bendgude VD, et al. Terapia Miofuncional Orofacial no Hábito de Impulso da Língua: Uma Revisão Narrativa. Int J Clin Pediatr Dent 2021;14(2):298-303.

60. Tulley WJ. A critical appraisal of tongue-thrusting. Am J Orthod 1969;55(6):640-650.

61. McDonald e Avery's Dentistry for the Child and Adolescent. Edição 9 Capítulo 27 ;576-577

62. Brauer. JS, Holt TV. Classificação do impulso da língua. The Angle Orthodontist. 1965 Abr;35(2):106-12.

63. Suchita Madhukar Tarvade, Sheetal Ramkrishna, "Hábito de empurrar a língua: A review", Int J Contemp Dent Med Rev, Vol. 2015, Article ID 151214, 2015.

64. Jalaly T, Ahrari F, Amini F. Effect of tongue thrust swallowing on position of anterior teeth. J Dent Res Dent Clin Dent Prospects. verão de 2009; 3(3):73-7.

65. Makhija, P.G.. (2015). Exercícios musculares na correção do hábito de empurrar a língua e correção de sobremordida - um relato de caso. Jornal Nacional de Ciências Odontológicas e Pesquisa. 3. 12-16.

66. Manasawala T, Batni S, Mujumdar D. A analogia entre o impulso da língua e a mordida aberta: Uma série de casos. IP Indian J Orthod Dentofacial Res 2022;8(1):65-72

67. "Será que um 'Tongue Thrust' causa mordidas abertas anteriores? - Honor Franklin." Honor Franklin, 4 de maio de 2017, www.honorfranklin.com/blog/tongue-thrust-cause-anterior-open-bites.

68. Gowri sankar, Singaraju & Chetan, kumar. (2009). Hábito de empurrar a língua - uma revisão. Anais e Essências da Medicina Dentária.

69. Alexander S, Sudha P. Atividade eléctrica do músculo genioglosso e alterações dimensionais da arcada associadas a um padrão de deglutição simples de impulso da língua. J Clin Pediatr Dent 1997;21:213-22.

70. Temas, U. (2017, 14 de abril). Mordida aberta lateral: tratamento e estabilidade. Odontologia de Bolso. Retrieved from https://pocketdentistry.com/lateral-open-bite-treatment-and-stability.
71. Proffit WR. Ortodontia Contemporânea. 1ª ed. St Louis: Mosby-Year Book, Inc.; 1986. p. 110
72. Maguire JA. A avaliação e o tratamento dos hábitos orais pediátricos. Dent Clin North Am 2000;44:659-69.
73. Lavigne GJ, et al. Fisiologia e patologia do bruxismo: uma visão geral para os clínicos. J Oral Rehab. 2008;35:476- 494. [Cross Ref]
74. Reddy, S & Kumar, M & Sravanthi, D & Mohsin, Abdul Habeeb Bin & Anuhya, A.. (2014). Bruxismo: A Literature Review. Jornal de saúde oral internacional: JIOH. 6. 105-9.
75. Shetty S, Pitti V, Satish Babu CL, Surendra Kumar GP, Deepthi BC. Bruxismo: uma revisão da literatura. O Jornal da Sociedade Indiana de Prótese Dentária. 2010 Sep;10:141-8.
76. O glossário de termos de prótese dentária. J Prosthet Dent 2005;94(1):10-92
77. Zarb GA, Carlsson GE. Temporomandibular Joint Function and Dysfunction, Copenhaga, Alemanha: Munksaard; 1979. p. 230.
78. Academia Americana de Dor Orofacial. Diretrizes para a avaliação, diagnóstico e tratamento, Chicago: Quintessence; 1996.
79. Academia Americana de Medicina do Sono. Classificação Internacional dos Distúrbios do Sono: Manual de Diagnóstico e Codificação, Chicago: AASM; 2001.
80. De Laat A, Macaluso GM. O bruxismo do sono como uma perturbação motora. Mov Disord 2002;7 (Suppl 2):S67-9.
81. Bader G, Lavigne G (2000) Bruxismo do sono; uma visão geral de um distúrbio oromandibular do movimento do sono. Sleep Med Rev 4:27-43
82. Macaluso GM et al (1998) O bruxismo do sono é um distúrbio relacionado com os despertares periódicos do sono. J Dent Res 77:565 11.
83. Lobbezoo F, Lavinge GJ, Tanguay R, Montplaier JY (1997) O efeito do precursor das catecolaminas L-dopa no bruxismo do sono: um ensaio clínico controlado. Mov Disord 12:73
84. Lobbezoo F, Soucy JP, Montplaster JY, Lavinge GJ (1996) Ligação do recetor D2 estriatal no bruxismo do sono: um estudo controlado com iodo-123-iodobenzamida, tomografia computorizada de emissão de fotão único. J Dent Res 75:1804

85. Lobbezoo F, Naeije M (2001) O bruxismo é regulado principalmente a nível central e não periférico. J Oral Rehab 25:1085-109

86. Ohayon MM, Li KK, Guilleminault C (2001) Factores de risco para o bruxismo do sono na população em geral. Chest 119:53-61

87. Van Selms MKA, Lobbezoo F, Wicks DJ, Hamburger HL, Naeije M (2004) Craniomandibular pain, oral parafunctions, and psychological stress in a longitudinal case study. J Oral Rehabil 31:738-745

88. Giffin KM (2003) Mandibular adaptive reposturing: the aetiology of a common and multifaceted autodestructive syndrome. Gen Dent 51:62-67

89. Manfredini D, Cantini E, Romagnoli M, Bosco M (2003) Prevalência de bruxismo em pacientes com diferentes diagnósticos de Research Diagnostic Criteria for Temporomandibular Disorders (RDC/TMD). Cranio 21:279-285

90. Kuboki T, Azuma Y, Orsini MG et al. Efeito do apertamento unilateral sustentado no espaço da articulação temporomandibular. Oral Surg Oral Med Oral Pathol Oral Radiol Endod 1996; 82(6): 616-624

91. Werner JA, Tillman B, Schleicher A. Anatomia funcional da articulação temporomandibular. Anat Embryol 1991; 183(1): 89-95

92. Commisso MS, Martínez-Reina J, Mayo J. Um estudo da articulação temporomandibular durante o bruxismo. Int J Oral Sci. 2014 Jun;6(2):116-23.

93. Fukumitsu K, Ohno F, Ohno T. Sucção labial e mordedura labial na dentição decídua: dois casos tratados com uma abordagem morfológica combinada com exercícios labiais e habituação. Int J Orofacial Myology. 2003 Nov;29:42-57.

94. Marouane, Omar & Ghorbel, Malek & Nahdi, M. & Necibi, A. & Nabiha, Douki. (2016). Nova abordagem para gerir a onicofagia. Relatos de casos em odontologia. 2016. 1-5. 10.1155/2016/5475462.

95. Kandola, Aaron. Como tratar a Paroníquia (uma unha infetada). 23 Oct. 2023, www.medicalnewstoday.com/articles/324059.

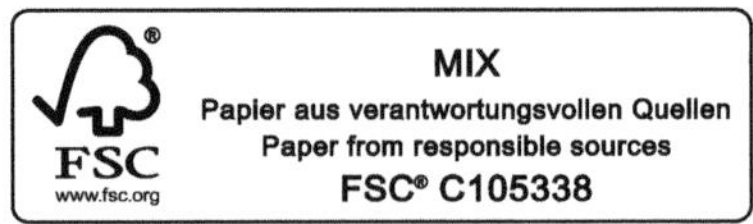

Printed by Books on Demand GmbH, Norderstedt / Germany